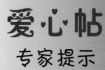

爱心帖
专家提示

随着年龄的增长，到了50岁左右，人体各种器官都会有不同程度的衰退，这一切都很正常。

一旦患了肩周炎，不必有过分的思想负担，应及时调整心理状态，认真学习、掌握必要的基础医学知识，从心理上积极配合医生进行治疗。不要急病乱投医，应到正规医院，请专业医生诊断检查，正确、科学地按医嘱服药。听医嘱，积极配合医生，进行康复锻炼，循序渐进，持之以恒，必有成效。生活要有规律，加强合理营养，肩周炎康复一定会向您招手！

《专家诊治肩周炎》

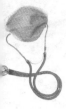

挂号费丛书 **升级版**

姓名		性别		年龄		就诊卡号	

专家诊治 肩周炎

科别	骨科	日期		费别	

张长青　王建华　主编

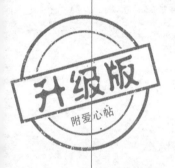

升级版

附爱心帖

药价	

上海科学技术文献出版社

图书在版编目（CIP）数据

专家诊治肩周炎 / 张长青等主编 . —上海：上海科学技术文献出版社，2012.9
　ISBN 978-7-5439-5490-8

　Ⅰ . ①专… Ⅱ . ①张… Ⅲ . ①肩关节周围炎—诊疗
Ⅳ . ① R684.3

中国版本图书馆 CIP 数据核字（2012）第 172706 号

责任编辑：胡德仁　张　军
美术编辑：徐　利

专家诊治肩周炎

张长青　王建华　主编
*
上海科学技术文献出版社出版发行
（上海市长乐路 746 号　邮政编码 200040）
全 国 新 华 书 店 经 销
昆山市亭林彩印厂有限公司印刷
*
开本 850×1168　1/32　印张 7.5　字数 168 000
2012 年 9 月第 1 版　2013 年 10 月第 2 次印刷
ISBN 978-7-5439-5490-8
定 价：15.00 元
http://www.sstlp.com

专家诊治肩周炎

主编　张长青　王建华

作者　（按姓氏笔画排序）

马　鑫	王丽华	刘　粤
朱珍宏	李鸿帅	李　全
李四波	苏　琰	张开刚
张　彦	郭尚春	程相国
滕　越		

随着人们物质文化生活水平的提高，一旦生了病，就不再满足于"看病拿药"了。病人希望了解自己的病是怎么得的？怎么诊断？怎么治疗？怎么预防？当然这也和疾病谱的变化有关。过去，患了大叶性肺炎，打几针青霉素，病就好了。患了夜盲症，吃些鱼肝油丸，也就没事了。至于怎么诊断、治疗，怎么预防，人们并不十分关心。因为病好了，没事了，事过境迁，还管它干嘛呢？可是现代的病不同了，许多的病需要长期治疗，有的甚至需要终身治疗。许多病不只需要打针服药，还需饮食治疗、心理调适。这样，人们自然就需要了解这些疾病的相关知识了。

到哪里去了解？当然应该问医生。可是医生太忙，有时一个上午要看四五十位病人，每看一位病人也就那么五六分钟，哪有时间去和病人充分交谈。病人有困惑而不解，自然对医疗服务不满意，甚至对医嘱的顺从性就差，事实上便影响了疗效。

病人及其家属有了解疾病如何防治的需求，而门诊的医生爱莫能助。这个矛盾如何解决？于是提倡普及医学科学知识，报刊、杂志、广播、电视都常有些介绍，对一般群众增加些防病、治病的知识，当然甚好，但对于患了某病的病人或病人的家属而言，就显得不够了，因为他们有很多很多的问题要问。把与某一疾病相关的知识汇集成册，是一个

总序

好主意,病人或家属一册在手,犹如请来了一位家庭医生,随时可以请教。

上海科学技术文献出版社有鉴于此,新出一套"挂号费丛书"。每册之售价约为市级医院普通门诊之挂号费,故以名之。"挂号费丛书"尽选常见病、多发病,聘请相关专家编写该病的来龙去脉、诊断、治疗、护理、预防……凡病人或家属可能之疑问,悉数详尽解述。每册10余万字,包括数百条目,或以问诊方式,一问一答,十分明确;或分章节段落,一事一叙一目了然。而且作者皆是各科专家,病人或家属所需了解之事他们自然十分清楚,所以选题撰稿,必定切合需要。而出版社方面则亦在字体、版式上努力,使之更能适应各阶层、各年龄之读者需要。

所谓珠联璧合,从内容到形式,"挂号费丛书"确有独到之处。我相信病人或家属读了必能释疑解惑,健康的人读了也必有助于防病强身。故在丛书即将出版之时,缀数语于卷首,或谓之序,其实即是叙述我对此丛书之认识,供读者参考而已。不过相信诸位读后,必谓我之所言不谬。

复旦大学附属中山医院内科学教授

上海市科普作家协会理事长

杨秉辉

总序

总论肩周炎

专家诊治 肩周炎

ZHUANJIA ZHENZHI JIANZHOUYAN

目录

专家诊治 肩周炎

ZHUANJIA ZHENZHI JIANZHOUYAN

目录

挂号费丛书·升级版总书目

总论肩周炎

何谓肩周炎，有哪些症状

肩关节周围炎一般简称为肩周炎，又名冻结肩、漏肩风、五十肩等，它是一种肩关节周围软组织的无菌性炎症。该病多发于 50 岁左右，是老年人的常见病、多发病，女性的发病率稍高于男性。该病急性期疼痛剧烈，后期可因炎性粘连而致肩关节活动受限。

肩周炎常表现为 3 个方面的症状：

① 疼痛：肩部周围疼痛，牵涉上臂及前臂。常无固定痛点，但肩部常有压痛。很多病人于夜间疼痛加剧，以致不能入睡，或从熟睡中痛醒。肩部及患侧上肢活动时疼痛加剧，严重者在走路时，也不敢摆动患肢。

② 肩关节活动受限：发病早期主要是由于肩关节周围疼痛，引起局部肌肉痉挛，而使肩关节活动受限。发病后期主要是关节周围软组织产生粘连，使手的外展、外旋、后伸活动受限，由此而影响日常工作，甚至洗脸、梳头也感到困难。

③ 其他表现：该病无明显的全身表现。患病较久者，可出现肩部肌肉萎缩。

什么是狭义肩周炎？什么是广义肩周炎

冻结肩，即指狭义的肩周炎而言，是突发性肩关节疼痛及挛缩。病理变化包括早期关节囊的收缩变小和晚期的关节囊外软组织炎（包括冈上肌腱炎、肱二头肌长头肌腱鞘炎、肩峰下滑囊炎、喙突炎在内的病理变化），最终会累及盂肱关节腔。冻结肩好发于 50 岁左右，又称为五十肩。多数文献报道，女性发病率略高于男性，临床上左侧发病较右侧多见，部分病人可见双肩患病。

冻结肩急性期称为冻结进行期，以疼痛为主，疼痛剧烈，肌肉痉挛，夜间症状加重，慢性期疼痛减轻，挛缩和关节运动障碍逐渐明显，盂肱关节各方向活动明显受限，关节僵硬呈冻结状态，压痛范围广泛；后期会出现肌肉萎缩。X 线平片无异常发现，关节造影对该病的诊断有一定价值。

冻结肩急性期的治疗以患肢制动、休息为主，局部按摩、理疗、针灸、药物及封闭等均能减轻症状。慢性期以麻醉下手法松解粘连及康复治疗等为主，以促进肩关节功能的恢复。保守治疗疗效不佳或病程较长时，也可考虑行关节镜微创松解术。

广义的肩周炎是指：肩关节及其周围软组织退行性改变所引起的肌肉、肌腱、滑囊、关节囊等肩关节周围软组织的广泛慢性炎症反应。其主要特点是肩部疼痛和肩关节活动受限，是中老年人的常见病、多发病。包括肩袖损伤、肱二头肌肌腱炎、冈上肌肌腱炎、肩部撞击综合征、肩关节不稳、肩关节骨性关节炎、钙化性肌腱炎、肩锁关节炎和胸锁关节炎。

该书中的肩周炎如无特指，一般均指狭义的肩周炎，即冻结肩。

肩关节为何易发生炎症

肩关节周围的软组织容易发生无菌性炎症，其发生机

制目前尚无明确的结论,根据多数的基础研究与临床观察认为肩关节炎症与以下因素有关:

① 肱骨头的面积大于关节盂的面积,仅靠肩关节周围的韧带、肌肉和肌腱等软组织维持其关节的稳定,克服上肢的重力。所以,这些软组织容易发生因疲劳损伤而引发炎症变化。

② 肩关节周围有众多的滑囊,如肩峰下滑囊、三角肌下滑囊、喙突下滑囊以及肩胛下肌、胸大肌、背阔肌、大圆肌在肱骨大、小结节间沟两侧的滑囊等。这些滑囊容易受到外力的挤压、碰撞以及自身肌腱的磨损,使其润滑机制受到影响,因此也会诱发慢性无菌性炎症。

③ 肩关节周围有较多且集中的肌肉应力点,形成帽袖状,如喙突为肱二头肌短头、喙肱肌、胸小肌的附着点;肱骨大结节为冈上肌、冈下肌、小圆肌的止点,小结节为肩胛下肌的止点。这些部位容易受超强外力而发生撕裂,甚至会累积疲劳损伤而变性,发生无菌性炎症。

④ 结节间沟是三面骨性,一面韧带的骨纤维管,肱二头肌长头肌腱在此管道中穿过。由于其运动频繁,易于摩擦损伤而变性,形成无菌性炎症。

⑤ 肩关节活动范围大而频繁,除每日工作外,日常生活中也无时不在协调运动,例如,刷牙、洗脸、梳头等。在手提重物和搬举重物时,肩部软组织也承受着主要重量。在写字时,表面看肩臂不动,实际肩部的各肌群仍承担着伸屈不同的协调运动。此类无休止的频繁运动,使肩部软组织难免发生牵拉损伤和疲劳损伤,因而产生变性和退变,形成无菌性炎症。

此外,在日常生活和工作中,肩臂受风寒湿侵袭的机会也最多。例如淋雨时,肩部先被淋透,夜晚睡觉时,肩部经

常是裸露于被子外面而受到寒凉的刺激。风寒湿的刺激会使肩部软组织的血管收缩，血液循环障碍，如此长期的累积性伤害，最终可导致无菌性炎症。

为什么老年人易患肩周炎

从临床观察看，肩周炎多发生于50岁左右的中老年人，所以也有人称肩周炎为"五十肩"。至于为什么在50岁左右肩周炎发病率最高，至今仍是现代医学研究的重要课题。

现代研究认为：人类的生长、发育和衰老、乃至死亡是大自然的客观规律，在50岁左右，正是人类生命周期由壮年向老年退化的阶段。在此阶段，自主神经系统和内分泌系统功能失调，性腺功能明显衰退，由此极易产生生理上和心理上的不适应，出现所谓的"更年期综合征"。一方面，自主神经系统和内分泌系统的功能紊乱会影响新陈代谢和血管运动功能；另一方面，从生理学的角度看，此阶段人体的各个系统的组织细胞老化，在运动系统则突出表现为骨质疏松、肌肉松弛无力。肩关节的周围血液循环并不丰富，此阶段由于年老体衰，体力活动减少，肩部运动量小，又加上自主神经系统和内分泌系统功能紊乱的影响，使血液循环缓慢，大部分毛细血管网关闭，血液供应差，导致肩部软组织新陈代谢衰退。因此，较弱的刺激，也可能导致软组织的变性、炎症。由于局部新陈代谢能力衰退，其变性、炎症不易修复，久之累及局部多种组织，发生炎性渗出、纤维组织增生和组织间粘连，可进一步引起废用性萎缩或疼痛性挛缩，出现临床所见的肌肉萎缩。

从临床观察看，并不是所有50岁左右的人都会发生肩周炎,说明只有具备一定条件后才会引起发病。这些条件可能包括既往肩部的急性扭挫伤病史,或者经常性疲劳产生的慢性损伤史,或者肩臂部经常受风寒湿侵袭的病史等。此外,由于非体力劳动者的肩臂劳动和活动量小,肩部的肌肉不发达,血液循环较差。在此阶段,由于生理上和心理方面的因素,新陈代谢更差,骨质及肌肉、韧带的退行性改变就更为显著。所以,有以上情况的人在某些因素作用下,更容易发生肩周炎。

肩周炎还有哪些别名

肩周炎又称为:老年肩、五十肩、肩凝症、黏结性肩关节炎、露肩风和肩凝风等。

患肩周炎会有哪些诱因

多数学者认为,肩周炎真正的病因是在肩关节周围软组织退行性变的基础上发生的。凡能引起肩关节和上臂活动受限的诱因,都能导致肩周炎的发生。常见的诱因主要有以下几种:

1. 肩关节周围病变

① 肩关节周围软组织劳损或退变:可引起冈上肌腱炎、肱二头肌腱炎、肩峰下滑囊炎、关节囊炎和旋转腱袖损伤等疾病。这些慢性炎症和损伤,均可波及关节囊和周围的软组织,引起关节囊的慢性炎症和粘连。

② 肩关节的急性创伤:如肩部挫伤、肱骨外科颈骨折和肩关节脱位等。由于局部出现炎性渗出、疼痛及肌肉痉挛,会导致肩关节囊和周围软组织粘连,而发生肩关节的

冻结。

③肩部功能活动受限或上肢固定过久：肩部活动减少，造成局部血液循环不良，淋巴回流受阻，炎性渗出淤积，日久纤维素沉着，粘连形成，导致关节囊挛缩和周围软组织粘连；肩关节脱位、上肢骨折和手术后外固定时间过长，或于固定期间不注意肩关节功能锻炼，均可导致肩周炎的发生。

2. 肩外疾病

① 颈椎源性肩周炎：指由于颈椎病引起的肩周炎。临床资料表明，这种肩周炎的特点为先有颈椎病的体征和症状，而后再发生肩周炎。它是颈椎病的一种临床表现，或者说是一种临床类型，而不是肩关节与周围软组织退行性改变的结果。

② 冠心病：由于冠状动脉供血不足，造成心肌缺血或缺氧而引起的绞痛，疼痛主要位于胸骨后部，常可放射到肩、上肢或背部，左肩及左上肢尤为多见。尚可引起肌肉痉挛、肩关节运动受限，可诱发肩周炎。

③ 神经系统疾病：有较多的临床观察结果表明，患有偏瘫、神经麻痹等神经系统疾病的病人肩周炎发生率较高。这可能与肌肉力量降低、运动减少有关，如帕金森病病人的发生率高达 12.7%，高发原因明显与运动减少有关。

④ 内分泌系统疾病：糖尿病、甲状腺功能亢进或甲状腺功能减退等内分泌系统疾病也与其关系密切，尤其是糖尿病病人，其合并肩周炎的发生率可达 10%~20%。因此，内分泌功能紊乱也可能是诱发因素之一。

⑤ 免疫功能的改变：肩周炎发生的免疫机制虽然不太清楚，但似乎与冈上肌肌腱等肌腱组织退行性改变诱发的自身免疫反应有关。老年人易患肩周炎和在治疗过程中，注射肾上腺糖皮质激素有效等现象都提示肩周炎发生可能

与免疫有关。一般来说,50 岁以后冈上肌肌腱等部位明显变薄、磨损、肌腱止点处的血管供养贫乏区发生局灶性坏死,而该区在外展时常与肩峰下反复撞击。因此,十分容易遭受损害而产生炎症。局部的非细菌性炎症可产生细胞免疫反应,并逐渐扩展至肩袖其他部位和关节囊,引起弥散性关节囊炎。此外,部分病人的人类白细胞相关抗原 HLA-B27、免疫球蛋白 A(IgA)、C 反应蛋白和免疫复合物水平等免疫指标也相对较高,这些都可能与肩关节周围软组织损伤后纤维变性造成的自身免疫反应有关。

⑥ 心理因素:抑郁、冷漠等心理因素也与肩周炎的发生有一定关系。相当一部分病人可有情绪不稳及精神创伤史。或有因长期患病、社会经济压力大而心情郁闷的情况。他们对痛觉比较敏感,痛阈较低的人往往容易罹患肩周炎。可能的原因是一旦肩痛和炎症发生后,这些人往往因为对疼痛过于敏感而较难恢复运动功能。虽然肩周炎诱因是多种多样的,但这些众多的诱因却共同地造成了肩关节软组织轻度的非特异炎性变化,由此提示,肩周炎的病因可能是多因素的。因此,在肩周炎的治疗和预防过程中应根据其诱发因素予以区别对待。

肩周炎有哪些病理变化

肩周炎的病理变化比较复杂,最新的研究表明其病理变化分为早期和晚期两个阶段。

早期的病变部位发生于纤维性关节囊、肌腱和韧带。病理变化表现为关节囊的收缩变小,关节腔内可见滑膜充血,绒毛肥厚增殖充填关节间隙及肩盂下峰壁间隙,使关节腔狭窄,容量减少,肱二头肌长头肌腱关节腔内段表面为血管翳所覆盖。上述病理变化已被盂肱关节造影和关节镜检查所证实。手术探查患病的肩关节可发现有关节囊的收缩与关节囊下部皱襞的闭锁，其他软组织则显示正常。

晚期的病理变化，除盂肱关节囊有严重收缩外，关节囊还有纤维化、增厚，关节周围的其他软组织也受到波及，呈现普遍的胶原纤维退行性变，受累的组织呈进行性纤维化。有的部分血管分布增加，软组织失去弹性、短缩与硬化，软组织变脆易在肱骨外展时造成撕裂。最后关节囊和周围的肌腱、韧带均发生粘连，关节腔内滑膜增厚，肩盂下滑膜囊壁间隙闭锁，滑膜与关节软骨粘连，关节容量明显减少，可以观察到关节内有小的鳞片漂浮。

在肩周炎的一些进行性病变中，某些特殊部位的病理变化尤为突出。

① 喙肱韧带与肩胛下肌腱，因退变和纤维化而变粗短缩，将肱骨头固定于内旋位，妨碍肱骨的外展外旋活动。

② 冈上、下肌腱与肩胛下肌腱因变性而短缩，将肱骨头与肩盂紧紧拉在一起，使肱骨头的内外旋转活动受限。

③ 关节囊收缩变小，与增生肥厚的滑膜粘连，使关节腔缩小限制盂肱关节各方面的活动。

④ 肩胛下肌的上、下滑膜隐窝，因滑膜组织增厚及纤维性关节囊过度的增生退变而闭锁，肩胛骨颈下方的关节囊与滑膜皱襞闭锁，使关节囊与滑膜粘连于相对应的骨骼上，当上肢外展时可造成上述组织的撕脱。

⑤ 肩峰下滑膜襞增厚，由于滑膜退行性变而闭锁，将腱袖牢固地粘连于肩峰的下面，造成肩关节活动范围逐渐变小至完全消失。

⑥ 肱二头肌腱的病理改变，初期为肌腱肿胀，腱鞘充血、水肿，继而则出现肌腱粘连，并有陈旧性出血，最后导致

肱二头肌腱与沟底粘连。在肩周炎的发展过程中,肱二头肌腱的变化首先是它的滑动机制的闭锁,最后肌腱完全粘连到肱骨上。到了这个时期,临床症状出现缓解,肩周关节活动也开始逐渐恢复。

从肩周炎整个病理变化过程中不难看出,早期和晚期肩关节病理变化存在着显著的差异。早期的病变在关节囊,晚期则波及到关节囊以外的软组织。两期病理变化之间还存在着复杂的中间变化。

我们应该了解以下 3 种病理情况:a. 关节囊周围的软组织最终都受到侵犯。b. 病变的发展并不一致,不是所有组织都具有相同的病理变化。c. 病理变化的进行可以逆转。

哪些外力损伤会导致肩周炎

根据临床观察及病理分析认为,外力损伤也是引发肩周炎的一个主要原因。所谓外力损伤,包括超强度外力损伤、无精神准备过载外力损伤和慢性累积性疲劳损伤等。

肩关节活动范围大,运动灵活,能做内旋、外旋、内收、外展、前举、后伸和环转等动作,这些功能的实现都依靠韧带、肌腱和骨骼肌的支持。由于肌肉、韧带的结构复杂,功能多种多样,导致受损伤的机会增多。肩关节活动时同一块肌肉,往往同时受到几个不同方式作用力的叠加,使肌力矢量变化频繁,成为软组织容易受损伤的条件。

① 超强度外力损伤:系指在瞬间内,由于肩关节周围软组织受力超越了所能承受的负荷能力。例如,在搬举重物时,肱二头肌和冈上肌受到冲击重力,肌腱和肌肉连接部位发生断裂或撕裂,在临床上就不少见,局部轻微损伤更为

多见。老年人运动功能协调能力差,更容易造成牵拉损伤或对关节部位的挤压损伤。

② 无精神准备过载外力损伤:肩关节周围的软组织在突发的外力作用时,如果有精神准备就不会遭受损伤,而在无精神准备时,往往会造成损伤。例如,跌掉的重力并不很大,大部分人跌倒并不会造成明显外伤。但若在无精神准备的情况下,就会发生骨折、脱位、软组织撕裂等损伤。活体组织与工程材料不同,工程材料的破坏完全由自身的强度确定,外界条件对其强度、韧度的影响远比生物组织小得多。活体软组织的强度、韧度与精神因素、神经系统有密切关系,在神经系统支配下,强度和韧度有较大的可塑性。因此,有时重力并不大,但由于没有充分的精神准备,也可造成肩关节周围肌肉、韧带等软组织的损伤。

③ 慢性累积性疲劳损伤:系指在长期的周而复始的重力作用下,虽然受力一般仍在肩关节软组织强度内,但组织出现了慢性疲劳,强度和韧性下降,有时表面无特殊变化,但内部组织结构已出现损伤或病理改变。例如,教师每日写教学方案和上课写黑板字,耗力并不大,但是却需要肩臂许多肌肉参与协调,所以易引起肌肉、肌腱等软组织疲劳。长期的累积,可发生内部的慢性损伤,成为易患肩周炎的因素。

肩关节活动有哪些方式

1. 盂肱关节的运动

盂肱关节为典型的球窝关节,其运动分前屈、后伸、外展、内收、外旋和内旋。

① 前屈:参与前屈运动的有三角肌前部纤维、胸大肌

锁骨部、喙肱肌及肱二头肌。当上臂前屈越过胸前壁时,三角肌前部纤维尤为重要。胸大肌锁骨部只协助前屈至水平位置,如臂越过头部、则起后伸作用。胸大肌胸肋部只有当上臂处于过度后伸位置时,才起到前屈作用,但到达中立位(臂悬垂贴靠胸壁)时,此作用即消失。

② 后伸:主要有三角肌后部纤维及背阔肌、当臂在屈曲位及休息位之间,胸大肌胸肋部也起一定作用。大圆肌及肱三头肌长头也稍能后伸,但其作用不如内收强。

③ 外展:外旋动作由三角肌中部纤维及冈上肌协同完成,前者虽系强有力的外展肌,但需冈上肌协助,否则最初外展时,肱骨头将上升,顶于喙肩弓之下,而在外展90度以后,肱骨头易向下半脱位。臂外展时,尚同时伴有肩胛骨外旋,故外展可超过90度。外展时,三角肌中部纤维最起作用,如同时伴有臂内、外旋,则其后、前部纤维分别起作用。臂外旋外展较内旋外展更有力,肱二头肌长头也能协助外展。

在盂肱关节外展作用机制中,冈上肌从上方稳定肱骨头,冈下肌从下方牵拉使肱骨头下抑,肩胛下肌则从前面稳定肱骨头,与冈下肌平行,上述三肌共同作用可使三角肌在稳定状态下外展肩部。

④ 内收:除胸大肌(主要是胸肋部)及背阔肌外,还有大圆肌,三角肌前、后部纤维,喙肱肌及肱三头肌长头。三角肌后部纤维在上臂外展45度时,其内收作用最为显著,而三角肌前部纤维只有在同时伴有前屈时,其内收作用才明显。喙肱肌及肱三头肌长头内收作用不强,但如遇到抵抗并主动内收时则强烈收缩,可以防止胸大肌及背阔肌向下牵引,引起肱骨头脱位。

⑤ 外旋:由冈下肌、小圆肌及三角肌后部纤维共同

完成。

⑥ 内旋:主要有肩胛下肌,还有大圆肌、三角肌前部纤维、胸大肌及背阔肌参与完成。但三角肌、胸大肌及背阔肌只有当同时有其他运动时才具有内旋作用。冈上肌单独作用时可同时外展及稍作内旋,但当上臂维持在外展位时,并不能防止外旋。

盂肱关节主要作用肌肉及神经支配

动作	主要作用肌肉	支配神经	神经根节数
屈曲	三角肌	腋神经	C5，C6
	胸大肌锁骨部	胸前外侧神经	C5，C6
	喙肱肌	肌皮神经	C5，C6，C7
伸直	三角肌	腋神经	C5，C6
	背阔肌	胸背神经	C7
	大圆肌	肩胛下神经上支	C5，C6
外展	冈上肌	肩胛上神经	C5，C6
	三角肌	腋神经	C5，C6
内收	背阔肌	胸背神经	C7
	胸大肌	胸前神经	C6，C7，C8，T1
内旋	肩胛下肌	肩胛下神经下支	C5，C6
	三角肌	腋神经	C5，C6
外旋	冈下肌	肩胛上神经	C5，C6
	小圆肌	腋神经	C5，C6
	三角肌	腋神经	C5，C6

2. 胸锁关节

胸锁关节是连接肩胛带与躯干的唯一关节,盂肱关节无论向哪个方向运动,均需要胸锁关节的协同,在肩部抬高时,可使锁骨旋转。此关节因病变而固定时,盂肱关节的运动即受限制,但此关节病变所引起的障碍远较肩锁关节为少。切除整个锁骨或先天性锁骨缺损的病人,对上肢运动引起的障碍不大。某些锁骨陈旧性骨折畸形愈合,骨痂过多或锁骨畸形,可压迫锁骨下动脉第 1 段及静脉,引起胸廓出口综合征。

3．肩锁关节

一方面可使肩胛骨垂直向上或向下,如耸肩;另一方面可使肩胛骨关节盂向前后活动,如向前击拳。肩锁关节常发生机械性紊乱,半脱位后可引起损伤性关节炎或锁骨肩峰端的骨折。

4．肩胛骨的运动

可分为上提、下抑、外旋、内旋、外展及内收等 6 种运动。锁骨除在旋转运动时发生在肩锁关节外,大多随肩胛骨一起动。手臂向上旋转时,肩胛骨下角较上角更向外前,致关节盂向上;向下旋转时则相反,关节盂朝下。正常时肩胛骨与肱骨一起运动,当臂外展超过 90 度时,肩胛骨必须向上旋转。臂外展并非沿冠状面,而在其前 30～45 度,称为肩胛面,如臂前屈,关节盂必须朝前。

肩胛骨与胸壁之间并无关节结构,单个肌肉的收缩难以产生肩胛骨某一方向的运动,因此肩胛骨任何一个方向的运动,均由互相协同而又相互拮抗的肌肉共同完成。有关肩胛骨运动的肌肉中,大多直接附着于肩胛骨上,但少数通过肱骨的运动(如胸大肌、背阔肌)而间接运动。肩胛骨的一些肌肉还同时参与肩胛骨的稳定,使肱骨能顺利运动。

正常肩关节活动功能范围

肩关节复合体的主动运动功能,包括外展、内收、前屈、后伸、外展前屈、外展后伸、外展旋转、中立位旋转和环转,其主动运动时的活动范围如下(表 1):

表1 肩关节运动分析

臂躯干角	盂肱成分	肩胛胸壁成分
45 度	28 度	17 度
90 度	54 度	36 度
135 度	78 度	57 度
155 度	95 度	60 度

肩关节活动范围正常人外展为 90 度,内收 45 度,前屈 135 度,后伸 45 度,外旋 45 度,内旋 135 度,肩关节超过 90 度时称为上举,需肩胛骨旋转和盂肱关节外旋才能完成(图 1)。

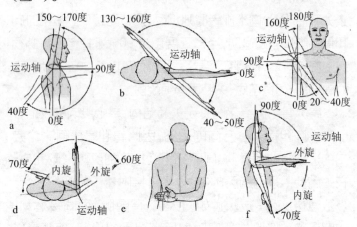

图1 肩关节活动示意图:a. 水平轴上的前屈与后伸。b. 外展 90 度的前屈与后伸。c. 矢状轴上的内收与外展。d.~f. 肱骨中轴上的内旋与外旋。

正因为所有肩关节运动都是指与躯干平面而言,所以要测量肩关节的活动度,就必须要知道肩关节活动和躯干平面之间的关系。如在躯干冠状面的外展,就肩胛骨的平面来说是外展兼后伸,因关节盂稍朝前,在休息位与躯干冠状面呈30度。另外，如在躯干旁矢状面前屈，就肩胛骨平面来说是前屈兼外展。把这些运动连接起来就构成回旋和各种划弧运动。盂肱关节的中立位（0度）是上肢自然下垂，肘窝向前，外展和前屈的最后结果都是上举。

站立时两臂垂于身旁的位置是0度中立位。可做以下各种活动：

外展：上臂离开躯体侧方向外抬举，正常范围从0~180度。

内收：与外展运动相反。上臂经躯体前向对侧肢体靠拢，正常范围从0~45度。

前屈：上臂向躯体前方伸出并抬举，范围从0~180度。

后伸：上臂向躯体后方伸出并抬举，范围从0~60度。

外展前屈：上臂外展90度，水平位经躯体前方向对侧肢体靠拢。正常范围0~135度。

外展后伸：上臂外展90度，水平方向向躯体后方伸展，正常范围从0~30度。

外展旋转：上臂外展90度，屈肘做内、外旋转运动，正常范围内旋0~90度。

中立位旋转：上臂下垂置于躯体侧方，屈肘做内、外旋转运动，正常范围内旋0~75度，外旋0~90度。

环转：以肩胛骨关节盂为轴，上臂做圆周运动，全部运动面呈圆锥形，正常运动范围从0~360度。

肩部活动时，各关节既有单独活动，又有相互间的密切联系。肩部各关节在活动时形成完整的统一体，任何一个有异常，都会影响整体的活动。

什么是肩关节的中立位

肩关节的中立位是指上肢自然下垂于身体两侧,肘部伸直,肌肉放松,肩胛骨轴线与身体冠状面约呈 30 度夹角,肩胛盂面向前外方,肱骨处于与重力线平行,轻度内收或外展位置(一般内收或外展位均小于 10 度)。肱骨头内下缘与肩胛盂下缘的软骨和纤维盂唇相接触,完全放松时,肩胛盂关节面约有 5 度的下倾角。

什么是肩关节的功能位

肩关节的功能位是指肩关节处于:外展 40~50 度,前屈 15~25 度,内旋 25~30 度的位置。肩关节的功能位在临床上常用于肩部手术后外固定。在肩关节融合术中,手术将肩关节固定于肩关节的功能位,病人利用肩胛骨与胸壁间的活动范围,基本上可以满足日常生活的要求,患侧手臂可以触到头面部及其臀部。在青少年病人,由于肩胛骨比较灵活,肩锁关节和胸锁关节的良好代偿,肩关节融合可固定于外展 50 度位,其他角度与成人相同。随着成长和重力的作用,到成年期此角度常可减少至 40 度。Kapandji 把肩关节的功能位定于外展 60 度,前屈 45 度,无内外旋角度。但临床实践证实,适当的内旋是有利于肩关节的功能活动的。

什么是肩关节的休息位

经典的肩关节休息位是指固定上肢外展 60 度,前屈

30度,屈肘90度的位置,常用于外伤和手术后的肩关节的修复。

肩周炎需做哪些辅助检查

① X线检查:肩部疼痛的病人,应该首先拍摄X线平片。该检查简单方便,费用较低。约1/3的病例可以通过X线平片检查确诊。但是肩周炎是软组织的疾病,软组织在X线平片上是无法分辨的。因此,X线平片不能准确地诊断肩周炎及其严重程度。然而,通过一些特殊位置的X线摄片,可以了解骨结构的改变,从而间接地对诊断有所帮助,如肩胛骨侧位片可以了解肩峰的形状、是否有骨赘生成、喙肩下穹隆大小等,因而对诊断肩峰下撞击综合征有特殊意义。另一些特殊位置的X线片可以了解冈上肌肌腱、肱二头肌长头腱、肩峰下滑囊是否存在钙化性肌腱炎或钙化性滑囊炎的钙化影。X线平片是排除其他疾病,尤其是在骨结构上有阳性改变的疾病,最简单有效的方法。普通的X线平片就可以及时地排除肿瘤、化脓性关节炎、骨关节炎、结核感染等许多疾病,颈椎摄片对排除颈椎病也有帮助。

② 肩关节磁共振成像检查:正如前述,肩周炎是软组织疾病,而磁共振成像对显示软组织的影像有其独特的优势,尤其是诊断肩袖的病变。磁共振成像检查是准确性最高的方法,清晰的磁共振成像检查可以准确显示肩袖撕裂的部位、程度,是否存在退变,退变的程度等。对于钙化性肌腱炎,准确定位的磁共振成像更能明确钙化的部位、范围、程度。目前先进的高分辨率的磁共振成像可以分辨关节囊和其周围组织,并能了解关节囊的厚度及其含水量,可

以了解其慢性炎症的情况。

③ 肩关节造影:肩关节造影是向肩关节腔注入造影剂后拍摄 X 线平片,以定位肩部疾病的辅助方法。肩周炎的造影检查,主要是为了手术治疗前了解病变的部位和病变的程度等。有些需要进行保守治疗的病人,也需要做肩关节造影,以便准确了解病理改变情况。

肩周炎造影时,可显示关节腔粘连、狭窄、关节囊腋窝皱襞变浅或消失,个别关节囊出现裂隙,有造影剂渗漏现象,肱二头肌长头腱及关节囊相通的滑液囊,出现不完全闭锁。关节腔容积缩小,呈方形,正常关节囊的容量为 16~30 立方厘米,而肩周炎则可挛缩为 5~6 立方厘米,甚至 0.5~3 立方厘米。关节腔的容量不仅与肩关节的运动密切相关,也与病情严重程度有关。

对肩部疼痛和功能障碍的病人,如怀疑有下列疾病可以考虑做肩关节造影:a.肱二头肌长头腱损伤或退行性变,如腱鞘炎、肌腱撕裂、肌腱脱位和半脱位等。b.肩袖破裂。c.关节囊破裂。d.冻结肩。e.习惯性肩关节脱位。

④ B 超检查:B 超检查是近些年开展的诊断肩周炎的一个新项目,由于该检查无疼痛、无创伤、无不良反应,且操作简单,费用低廉。B 超检查对肱二头肌长头肌腱以及腱鞘的情况,比 X 线造影能提供更有价值的资料,可以检出腱鞘的炎性渗出的情况。B 超检查还可以很好地显示肩袖的切面解剖,以及肩袖的病理改变情况。据统计,对肩袖破裂的诊断灵敏度达到 90%。

⑤ 关节镜检查:A.适应证:a.对未明原因的肩关节滑膜炎做出诊断和活组织检查。b.肩关节周围炎的关节内观察和治疗。c.凡肩关节疼痛,有弹响或交锁症状,X 线检查阴性,需要进一步明确病因者均可考虑肩关节镜检查。B.

禁忌证:a. 肩关节有急性炎症。b. 病人有严重的心、肝、肾功能障碍。肩关节的关节镜检查有较高的诊断价值。但属于侵入性、有创的检查方法,有一定局限性,可以选择使用。

⑥ 肌电图检查:对麻痹所造成的肩关节不稳定有诊断价值,对特发性肩松动症及其肩袖间隙分裂有一定的参考价值。对颈源型肩周炎、神经根病变或者胸廓出口综合征所致的肩部疾病的诊断,肌电图有一定帮助。

肩痛需做哪些辅助检查

对于怀疑肩周炎的肩痛的病人,应首先行 X 线检查,该检查简单方便,费用较低。约有 1/3 的病例可通过 X 线片检查确诊。对于大部分其他病例来讲,虽然 X 线显示正常影像,但是作为鉴别诊断的手段之一,对排除肩臂的骨折、脱位、肿瘤、骨性关节炎和风湿性关节炎、类风湿关节炎也有一定的临床意义。

B 超检查是近些年来开展的对肩周炎诊断的新方法,对某些类型的肩周炎确诊率很高。但是该项检查经常出现假阳性诊断。有些资料显示:B 超检查对肩袖破裂诊断的假阳性率在 10％左右。所以诊断需结合症状和体征,必要时应加做 X 线造影检查。B 超检查的优点是无创伤、无疼痛、无不良反应、费用低廉,所以提倡应用。随着 B 超检查技术及其分辨率的不断提高,其确诊率有望进一步提高。

对于要进行手术的病例和采用某些特殊方法治疗的病例。常先做 X 线造影摄片检查,该方法对肩周炎的定性和定位更加准确。由于造影术有血管反应和频发的反应性疼痛,并且其方法复杂,所以并不主张常规使用。

哪些病人需做
肩关节造影检查

对于肩部疼痛和功能障碍的病人,如怀疑有下列疾病均可进行肩关节造影。a.肱二头肌长头肌腱损伤或退行性变:如腱鞘炎、肌腱撕裂、肌腱脱位和半脱位等。b.肩袖撕裂。c.关节囊破裂。d.冻结肩。e.习惯性肩关节脱位。

肩关节造影是
怎样显示病变的

肩关节造影是向肩关节腔注入造影剂后摄X线片,以定位确诊肩部疾病的辅助检查方法。一般是以60%泛影葡胺10毫升加2%利多卡因10毫升稀释,再加人1:1 000的盐酸肾上腺素0.5毫升,注入关节腔内后,摄取中心线向头端倾斜20度的前后立位肩关节内旋、外旋片各一张,摄中心线向头端倾斜10度的外旋、外展片各一张。可显示:

① 关节囊缩小:a.关节容量减少。b.腋隐窝缩小或闭塞。c.肩峰下滑液囊或肱二头肌长头腱鞘不显影。

② 关节囊破裂,造影剂自破裂处溢出,在关节外腋窝内呈现不规则片状或袋状影。

③ 肩胛下滑液囊破裂,溢出的造影剂主要积于肩胛下窝内,不超过关节盂缘之外。

④ 肩峰下滑液囊的形态、容量、滑囊壁下冈上肌的表面形态,以及肩袖损伤的情况。能可靠地反映肩袖破裂情况以及断端回缩的情况等。

造影检查主要是为了手术治疗前进一步了解病变的部

位及病变的程度等。有时采用某些特殊的保守疗法前,也需要做肩关节造影,以便准确了解病情和病变的位置等情况。

正常肩关节造影有哪些表现

① 肩关节后前位:在肩关节后前位的内旋位片上,造影剂覆盖肱骨头关节面、形成一半球形充盈。此外,在肱骨头的侧上方,关节软骨和纤维关节囊之间有一充满造影剂的狭小三角区,关节囊外无造影剂。肩峰下滑囊及腋下滑囊均清晰可见,还可见两个滑囊之间的压迹。肱骨内旋时,肱二头肌长头腱旋向内侧,盂唇后方有一个卵圆形的充盈缺损区。

在肩关节后前位的外旋位片上,造影剂覆盖肱骨头的整个关节面。由于臂外旋时肩胛下肌处于紧张位置,肩峰下滑囊中造影剂不能完全充满,只能部分显影。肱二头肌长头肌腱位于肱骨头侧面,其腱鞘上附有造影剂,而腱鞘内侧造影剂形成一透光的充盈缺损区。肌腱在盂唇上缘的附着区为一充盈缺损区。

② 肩关节腋窝位:在肩关节腋窝位片上,喙突基底部的前方能清楚地显示肩胛下隐窝。关节腔内的造影剂能显示出肩盂窝和肱骨头关节面的轮廓。当上臂处于外展90度位置时,腋下滑囊闭塞,从而在X线片上不能显示。但在肩盂窝内上方,盂唇显示为一透光的三角形充盈缺损区。腋窝位片能清晰地显示肱二头肌间沟。

③ 肱二头肌间沟上、下位:在肱二头肌间沟上、下位片上,覆有造影剂的肱二头肌长头肌腱鞘位于肱骨大小结节之间,在腱鞘内呈一管状充盈缺损区。正常时,盂肱关节关

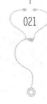

节囊有几个薄弱部位,一个在肩峰下滑囊,另一个是沿肱二头肌长头肌腱的关节囊,如注入的造影剂过多,可致使关节囊过分膨胀,这些部分即可发生破裂,使造影剂漏入周围软组织内,但这种漏出并不改变其他部位的造影形态,也无重要的临床意义。

肩关节造影有哪些异常表现

① 粘连性关节囊炎:肩部许多限制上臂正常活动的疾患都可引起肩关节囊的挛缩,而关节囊挛缩同时又加剧活动的限制。此时关节囊的容量显著减少,一般注入 5~6 毫升造影剂后即可因纤维关节囊过度膨胀而产生牵张性疼痛。如关节囊内只有这些容量时,拔出注射器后,可见关节囊内液体返流的现象,而正常的关节囊并不出现此种现象。在肩关节后前位内旋片上显示一个非常紧张的关节囊,其在肱骨的附着点呈锯齿形,且为垂直方向,腋隐窝显著缩小。

② 盂肱关节滑膜炎:类风湿关节炎和绒毛状滑膜炎在造影片上均显示有挛缩的关节囊,其表面不规则。类风湿关节炎还可合并旋转肩袖撕裂,使造影剂流入肩峰下滑囊,此滑囊常增厚挛缩。在这些炎症病灶中,淋巴和淋巴管内都可见到造影剂。

③ 旋转肩袖完全撕裂:旋转肩袖完全撕裂时,使关节腔与肩峰下滑囊直接相通,所以当造影剂注入关节腔内时即可从破裂区漏出,进入肩峰下滑囊。如单纯用造影剂造影时旋转袖不显影,难以估计其具体的撕裂程度,而做双重造影即可作出鉴别。在肩关节后前位内旋和外旋片以及腋窝位片上,均可显示肩峰下滑囊内含有造影剂。

④ 旋转肩袖部分撕裂：旋转肩袖部分撕裂并未累及全层旋转袖时，无造影剂从关节腔进入肩峰下滑囊。旋转肩袖内面破损时，造影剂注入关节腔后可滞留在缺损区。产生异常的影像。如旋转肩袖外面破损时，关节腔造影无异常发现。

⑤ 肱二头肌肌腱与间沟异常：肩关节造影可显示肱二头肌腱断裂，此时肌腱的管状充盈缺损区消失。肱二头肌间沟上下位 X 线片可确定肌腱是否有脱位现象，肌腱脱位在肩关节后前位外旋片上能获得的最佳显示，不透光的腱鞘及其肌腱均向内侧移位。

⑥ 习惯性肩关节脱位：习惯性肩关节脱位可使盂肱关节囊下方变得松弛，松弛的关节囊很容易显示。如关节囊有缺损时，造影剂可从中漏出，在肩关节后前位内旋片和腋窝片上这些特征最明显。

⑦ 肩关节内游离体：单纯造影较难显示关节内游离体，有时仅在不透光的结构中显示有充盈缺损。游离体可发生在关节囊各部位的各个隐窝，甚至在肱二头肌长头肌腱鞘内。做双重造影能很好地显示盂肱关节内的游离体。

广义肩周炎有哪些分类方法

对于肩周炎的分类，目前国内外尚无统一的临床分类方法。一般按病变的部位及诊断上的相似性分为 4 类：a. 盂肱关节腔病变。b. 滑液囊病变。c. 肌腱炎及腱鞘炎。d. 其他的肩周病变。

日本学者信原氏提出九类分类方法：a. 肱二头肌长头肌腱炎及腱鞘炎。b. 喙突炎。c. 冈上肌膜炎。d. 钙化性冈上肌腱炎。e. 肩峰下滑囊炎。f. 冻结肩。g. 继发性肩关节挛缩。h. 肩部纤维织炎。i. 肩关节不稳定或肩松动症。也有人按疾病的不同时期分为初期、中期和晚期。信原氏的分类法虽比较符合临床实际,且指出了各型病变的特点所在,但就广义上的肩周炎而言,仍存在着明显的不足。

国内北京医院在参考国外分类方法的基础上,结合本院的实际病例。根据病变的部位、疾病的性质和临床的表现,提出了一种较为全面系统的分类法,基本符合我国的实际情况,具有较高的实用性,现简要介绍如下:a. 冻结肩。b. 喙突炎。c. 肩神病变,包括冈上肌腱疾病(冈上肌腱炎、钙化性冈上肌腱炎、冈上肌腱断裂)、冈下肌腱炎、小圆肌腱炎。d. 肩峰下滑囊炎(又称为三角肌下滑囊炎)。e. 肱二头肌长头肌腱炎及腱鞘炎。f. 肩锁关节病变。g. 胸锁关节炎。h. 肩关节不稳定,包括发育或损伤所致的骨结构缺损、盂唇病变、关节囊或韧带过度松弛以及肩周围肌肉麻痹等原因导致的肩关节不稳定。i. 肩部纤维织炎。j. 其他肩周病变,包括肩峰下撞击综合征、肩胛上神经卡压综合征等。

肩周炎有哪些临床分型

肩周炎病人,由于年龄、体质、致病因素等的差别,临床表现也不尽相同,西医按临床表现的轻重分型如下:

① 轻型:肩部酸痛,夜间不影响睡眠,肩关节活动轻度受限,上臂外展在 70 度以上,内收大于 40 度,肘尖接近前正中线,前屈后伸活动正常。

② 中型:肩部疼痛较重,可影响夜间睡眠,个别体位可引起剧烈疼痛,肩关节功能活动中度受限,外展 45~70 度,前屈大于 60 度,后伸大于 20 度,外旋、内旋大于 20 度。

③ 重型:肩部疼痛严重,夜间影响睡眠,多个体位均可

引起剧烈疼痛，活动受限，影响日常生活和工作，上臂外展小于45度，前屈小于60度，后伸小于20度，内旋、外旋小于20度。

冈上肌腱炎会导致肩周炎吗

冈上肌的主要支配神经是颈5、6神经组成的臂丛神经上干分出的肩胛上神经。其功能主要是使肩关节外展和上举。在稳定盂肱关节方面，也具有十分重要的作用。冈上肌的形态结构功能和分布特点，使该肌肉和肌腱容易发生急、慢性损伤和无菌性炎症。在中老年人，由于肩关节周围肌腱大部分都有不同程度的退行性变，并且对损伤的修复和再生功能减退，所以患冈上肌炎后不易痊愈。此时，肩关节周围的肌肉和旋转肌袖可通过代偿功能，克服疼痛而做适当和一定限度的运动，但长时间的代偿运动及疼痛刺激有可能导致代偿肌和肌腱的疲劳性损伤，使无菌性炎症扩散。此外，冈上肌腱炎也常累及其邻近的肩峰下滑液囊和三角肌下滑液囊以及盂肱关节囊等，诱发滑液囊炎，导致广泛的无菌性炎症和关节粘连。因此，冈上肌腱炎可以导致肩周炎。

肩峰下滑囊炎
会导致肩周炎吗

肩峰下滑囊炎是临床常见病和多发病，从临床观察看，许多肩周炎伴有肩峰下滑囊炎的病理改变，并且最终导致关节粘连、活动受限，所以说肩峰下滑囊炎与肩周炎有关。肩峰下滑囊将肩峰与肱骨大结节及三角肌隔离开，并产生滑液,以减少肱骨大结节与肩峰及三角肌之间的磨损。临床上一旦产生滑囊炎后,其囊壁粗糙增厚,滑液黏稠,失去润滑和保护功能,并且极易凝滞,导致组织间粘连。肩峰下滑囊炎可首先累及邻近的三角肌下滑囊和冈上肌腱,进一步还可通过冈上肌腱累及盂肱关节囊,并使炎症进一步泛发,最终可导致肩周炎,形成广泛的肩周软组织粘连,使肩关节活动受限。

肱二头肌长头肌腱炎和腱鞘炎为何易致肩周炎

肱二头肌长头肌腱在肱骨头外侧呈直角进入肱骨上端的结节间沟。肌腱经过结节间沟时,三面与骨组织摩擦(内面与小结节嵴、外面与大结节嵴、后面与肱骨),一面与韧带组织摩擦(结节间横韧带)。由于肌腱周围是坚硬的组织,所以肱二头肌长头肌腱在穿经结节间沟横韧带后面时,周围形成了一个双层的结节间滑液鞘,其腔与肩关节腔相通,内有滑液。滑液鞘的外层内衬在上述韧带和骨组织的表面,内层覆盖于肌腱的表面。肱二头肌长头肌腱的近侧段(由起点至滑液鞘管的入口)称关节内段,位于鞘管内的部分称鞘内段。随着上肢的活动,肱二头肌腱在不断的滑动,关节内段和鞘内段也不断地改变其相对的长度。由下垂位至最大上举位,关节内段可自鞘内段滑动4厘米左右。上臂下垂位时关节内段,与鞘内段几乎呈直角。

由于肱二头肌长头肌腱的解剖和功能上的特点,以及肩关节运动较多,肱二头肌长头肌腱穿过结节间沟时与周围坚硬结构摩擦,使该肌腱容易发生疲劳性损伤、变性,以致肌腱和腱鞘水肿、渗出和增生,或超强度牵拉导致肌腱的部分断裂或全部撕裂。此时肌腱和腱鞘发生炎性粘连,或滑液鞘管发生炎性狭窄,使肱二头肌长头肌腱的滑动功能丧失,从而发生肩关节外展、上举及旋转功能的限制。发病后若不正确治疗和保护,可使代偿的肌肉劳损,炎症会迅速弥散,最终导致整个肩关节炎症的发生。

诊断性局麻注射是怎么一回事

经过仔细的体格检查和辅助检查后仍不能明确病变的部位时,进行局麻注射可以帮助确定疼痛的部位和范围。局麻注射类似于局部封闭,所不同的是局麻注射使用的仅仅是局麻药,其目的是诊断而不是治疗。诊断性局麻注射在肩关节最常进行的是肩峰下滑囊注射、盂肱关节注射或肩锁关节注射,这样可以鉴别疼痛发生于肩峰下滑囊还是盂肱关节内或是肩锁关节。肩峰下滑囊炎、撞击综合征在注射后疼痛应该消失,肩关节活动明显改善;而冻结肩、肱二头肌腱炎在注射后则没有明显变化。

肩周炎病人为何需拍 X 线片

肩周炎是软组织的疾病,软组织在 X 线平片上是无法分辨的,因此 X 线平片不能准确地诊断肩周炎及其严重程度。但是通过对一些特殊位置的 X 线摄片,可以了解骨结构的改变,从而间接地对诊断有所帮助。如肩胛骨侧位片可以了解肩峰的形状、是否有骨赘生成、喙肩下穹隆大小等,因而对诊断肩峰下撞击综合征有特殊意义。另一些特殊位置的 X 线摄片,可以了解冈上肌腱、肱二头肌长头肌腱、肩峰下滑囊是否存在钙化性肌腱炎或钙化性滑囊炎的钙化影。X线平片是排除其他疾病,尤其是在骨结构上有阳性改变的疾病,最简便有效的方法。普通的X线平片就可以及时地排除肿瘤、化脓性关节炎、骨关节炎、结核感染等许多疾病,颈椎摄片对排除颈椎病也有帮助。

肩周炎病人为何
需做磁共振成像检查

肩周炎是软组织的疾病,而磁共振对显示软组织的影像有其独特的检查优势,尤其可用于诊断肩袖的病变。磁共振成像是准确性最高的方法,清晰的磁共振成像检查可以准确显示肩袖撕裂的部位、程度,是否存在退变,退变的程度等。对于钙化性肌腱炎,准确定位的磁共振成像更能明确钙化部位、范围、程度。目前,先进的高分辨率磁共振成像可分辨关节囊和其周围组织,并能了解关节囊的厚度及其含水量,可以了解其慢性炎症的情况。

肩周炎与骨质疏松有关吗

肩周炎与骨质疏松症并没有直接的关系,但骨质疏松可以引起全身多关节和多骨骼的疼痛,严重的肩部骨质疏松可以引起肩部明显的疼痛而常被误诊为肩周炎。因此,肩周炎病人应该拍摄X线片,以排除肩部骨性疾病。

肩周炎与骨质增生有关吗

肩周炎中很大一部分为肩峰下撞击综合征,而撞击综合征中有一部分是由于肩峰下骨质增生、喙肩韧带和肩峰下穹隆容积的相对缩小而引起的。因此，可以说骨质增生与肩周炎有直接关系。另外，其他部位，如大结节、结节间沟、盂上结节等的骨质增生，也可造成其附近的肌腱磨损，导致肌腱无菌性炎症，引起肩周炎。但肩周炎必须与肩关节骨关节炎相鉴别。肩关节骨关节炎是由于关节软骨退变导致的，以软骨退变、软骨下骨硬化和骨赘增生等病理改变为特征的一种常见的关节疾病，其发病机制、致病因素、病理过程和治疗方法与肩周炎均有不同，因此不能混淆两者诊断，进行错误治疗。

肩周炎与外伤有关吗

肩周炎与外伤关系密切，许多肩周炎病人的发病都与外伤超过了肩关节软组织所能承受的外力，关节周围的肌腱、肌纤维、韧带和关节囊发生完全或部分撕裂有关，称为创伤性肩周炎。另外，在创伤修复过程中，软组织发生粘连、挛缩和慢性炎症，也可形成粘连性肩周炎。肩关节是一个非常复杂的关节，关节周围的肌肉、肌腱和韧带众多，在活动中的协调作用至关重要，如协调不当，肩部的某些肌肉肌腱就会承受过量负荷，引起拉伤或扭伤，有时这种扭伤或拉伤的程度会非常严重。相对强暴力的创伤而言，这类创伤导致的肩周炎更为常见。造成肩周炎的最常见的损伤因素是由许多小的作用力，反复多次而造成的疲劳损伤。这些反复出现的损伤程度虽然较轻，但多次发生就可以造成关节周围肌腱、关节囊、韧带的慢性炎症，慢性炎症的反复发作可以造成肌腱、韧带、关节囊增厚，形成慢性肌腱炎和关节囊炎。肩周炎还与外伤后固定有密切关系，在肩部骨折、肩袖断裂以后，经常采用固定肩关节的方法来治疗，但肩关节制动固定可以引起肌肉痉挛、萎缩，关节囊、肌腱粘连和挛缩，形成肩周炎。

肩周炎与情绪有关吗

根据统计，肩周炎的发病与情绪有关。精神抑郁、焦虑的病人容易发生肩周炎。具体的发病机制目前尚不清楚，可能与精神抑郁者的活动较少有关，也有人认为精神抑郁、焦虑的病人协调关节活动的能力较差，容易导致关节周围软组织扭伤，从而导致肩周炎。肩周炎和情绪影响是互为因果的。肩周炎也因肩部疼痛、活动受限，影响病人的生活、工作和睡眠等，使病人产生明显的焦虑和情绪低落。

肩周炎与性别有关吗

肩周炎病人中女性的比例较高，占 55% 左右，这可能与内分泌紊乱有关。50 岁左右的女性正值更年期，有内分泌紊乱，而内分泌对调节软组织起很大作用，尤其是雌激素和孕激素对韧带肌腱的作用更大。女性更年期，雌激素和孕激素水平急剧下降，肌腱、韧带的柔韧性明显降低，因而容易发生肩周炎。

诊断肩周炎有哪些新观点

自 1872 年，Duplay 首次提出肩周炎的诊断后，国内外学者都把肩关节周围软组织病变引起的肩关节疼痛和功能障碍，统称为肩关节周围炎，简称肩周炎。近年来，由于科学技术的进步和临床实践探索的深入，肩周炎的名词已逐渐被肱二头肌长头肌腱鞘炎、喙突炎、冈上肌腱炎和冈上肌腱钙化、肩峰下滑囊炎或三角肌下滑囊炎、肩撞击综合征等具体定位定性名词所替代。现分述如下：

① 肱二头肌长头肌腱鞘炎：肱二头肌长头肌腱起于盂上粗隆，经结间沟结节间韧带的深面穿出肩关节囊。此肌腱的滑液鞘位于结节间沟段。任何肩关节的慢性炎症或日常生活活动中反复的机械性刺激，都可引起此肌腱腱鞘的充血、水肿、细胞浸润甚至纤维化，腱鞘增厚、粘连形成，使肱二头肌腱滑动功能发生障碍，甚至不能滑动。该病多发于中年人，是肩痛的常见原因之一。往往无明显诱因，肩痛有时向上臂及前臂放射，夜间或运动后疼痛加重，检查时在结节间沟或肌腱上压痛。将肌腱向两侧推挤，也可出现疼痛。扩胸试验：肘伸直，肩外展后伸，引起疼痛。肩外旋试验：上肢自然下垂，被动屈肘后外旋肱骨不受限，无疼痛，肩部不冻结。X线检查阴性者较多、结节间沟切线位摄片，可确定结节间沟有无不平整或骨质增生性改变。

② 喙突炎：喙突是肩部肌腱和韧带的主要附着点，喙锁韧带、喙肩韧带、喙肱韧带以及肱二头肌短头肌腱、喙肱肌、胸小肌均附着于喙突。喙突和肌腱之间存在滑膜囊组织，当肌腱、韧带、滑膜囊发生损伤、退变和炎症时均可累及其附着点喙突，引起喙突部疼痛和压痛。

该病好发于青壮年，是青壮年肩前痛的常见原因。除疼痛症状外，被动外旋功能受限，但上举和外展功能一般正常，该病常易误诊为肱二头肌长头肌腱鞘炎，喙突部点封闭有明显止痛效果。

③ 冈上肌腱炎和冈上肌腱钙化：冈上肌起始于肩胛骨冈上窝，通过肩峰下经肩盂上方及肱骨头上面，附着于肱骨

大结节近侧。冈上肌是肩袖的重要组成部分,在上臂外展、上举的运动启动及稳定盂肱关节方面均起重要作用。因此,冈上肌是肩袖肌群中退变发生最早、肌纤维断裂发生率最高的肌肉。冈上肌腱在大结节止点近侧1厘米范围是肌腱的乏血管区,血液供应最差,受到应力作用的影响最大。冈上肌断裂通常发生于该危险区域。冈上肌腱炎是劳损和轻微外伤逐渐引起的肌腱退行性改变,冈上肌腱钙化则是在冈上肌腱退变的基础上发生钙盐沉着,形成钙化性冈上肌腱炎。在X线片上肱骨大结节附近,相当于冈上肌腱部,可见不规则、大小不等的块状钙化阴影。

该病好发于中年以上体力劳动者、家庭妇女和青年运动员。在劳损和轻微外伤后逐渐引起肌腱退行性改变,初起感肩前上方疼痛、无力。疼痛可向斜方肌方向或上臂和前臂放射。急性期疼痛较重,可影响睡眠和饮食,止痛片或镇静剂均不能达到止痛作用,臂上举症状加重,患肩不能受压,过度内收、外旋及内旋时均可出现疼痛。一般疼痛在数周后减轻或消失,但肩部肌肉痉挛、运动受限仍很明显,有时在肩峰下间隙及大结节近侧有局限性压痛。肩关节连续伸屈运动时可扪及关节内辗轧音。临床检查除肩前方痛和肩峰下间隙及大结节近侧压痛外,肩关节活动明显受限,疼痛弧综合征阳性(即患臂上举60~120度范畴内出现疼痛)。冈上肌腱钙化时,X线肩关节正位摄片可见大结节上方的冈上肌腱内有小的、密度不一致的、不规则的钙化影,部分病例肱骨大结节部位有不同程度的骨质稀疏,但需与肩关节内游离体相鉴别。

④ 肩峰下滑囊炎或三角肌下滑囊炎:肩峰下滑囊又称为三角肌下滑囊,儿童时两者分开,成人时常互相交通可视为一整体,此滑囊位于肩峰和喙肩韧带的下方,肩袖和肱骨

大结节的上方,滑囊顶部附着于肩峰和喙肩韧带的下面,以及三角肌发自肩峰的深面纤维上。其底部附着于肱骨大结节的上面内外方各2厘米处和肩袖上。肩关节外展、内旋时,此滑囊随肱骨大结节滑入肩峰的下方而不能被触到,此滑囊炎多不是原发性的,而是继发于邻近组织的病变,尤以冈上肌的损伤、退行性变、钙盐沉积和肌腱袖破裂的影响最大,如钙化性冈上肌腱炎,在急性期可破溃至滑囊内引起急性滑囊炎称为钙化性滑囊炎。当然,也可由直接或间接的外伤所引起。

疼痛、运动受限和局限性压痛是肩峰下滑囊炎的主要症状。疼痛逐渐增剧,夜间痛较著,常痛醒。尤以肩外展外旋时痛加重,一般位于肩部深处并涉及三角肌的止点,也可向肩胛部、颈、手等处放射。压痛点多在肩关节、肩峰下、大结节等处,常可随肱骨的旋转而移位。当滑囊肿胀或积液时,在肩关节区域或三角肌范围内都有压痛。为减轻疼痛,病人常使肩处于内收,内旋位。随着滑囊壁的增厚和粘连,肩关节活动范围逐渐缩小至完全消失。晚期可见肩胛带肌的萎缩。X线检查偶可见冈上肌的钙盐沉着。急性外伤所致的三角肌下滑囊炎,往往在伤后数日才出现急性滑囊炎症状,肩峰下滑囊穿刺依据积液量及性状有助于诊断病变性质和程度。

⑤ 冻结肩:冻结肩又称为疼痛性肩关节挛缩症,是中年以后突发性的肩关节疼痛及关节挛缩症。好发于50岁前后,故又称为"五十肩"。祖国医学称为"凝肩"或"漏肩风"。

该病为具有自愈倾向的自限性疾病,经过数月乃至数年时间,炎症逐渐消退,症状得到缓解。过去统称为肩周炎。1934年,Codman首先使用冻结肩的诊断名词,以便把它和其他肩周炎的疾病区分开来。

该病确切病因尚不清楚。病理变化为一种多滑囊、多部位的病变。病变范围累及肩峰下或三角肌下滑囊、肩胛下肌下滑囊、肱二头肌长头肌腱鞘以及盂肱关节滑膜腔。同时可累及冈上肌、肩胛下肌及肱二头肌长头肌腱、喙肩、喙肱韧带，早期滑膜水肿，充血，绒毛肥大伴有渗出。后期滑膜腔粘连闭锁，纤维素样物质沉积。

黄公怡等把冻结肩的临床发病过程分为3个阶段：a.急性期，又称为冻结进行期。起病急骤，疼痛剧烈，肌肉痉挛，关节活动受限。夜间痛剧，压痛范围广泛，喙突、喙肱韧带、肩峰下、冈上肌、肱二头肌长头肌腱、四边孔等部位均可出现压痛。X线检查一般阴性。急性期可持续2~3周。b.慢性期，又称冻结期。此时疼痛相对减轻，但压痛范围仍较广泛。关节功能受限发展到关节挛缩障碍。此时关节僵硬，梳头、穿衣、举臂托物、向后腰结带等动作均感困难。肩关节周围软组织呈冻结状态。关节造影：腔内压力增高，容量减少至5~15毫升（正常人20~30毫升）。肩胛下肌下滑囊闭锁不显影，肩盂下滑膜皱襞间隙消失，肱二头肌长头肌腱鞘充盈不全或闭锁。关节镜检查盂肱关节囊纤维化，囊壁增厚，关节腔内粘连，肩盂下滑膜皱襞间隙闭锁，关节容积缩小。腔内可见纤维条索及漂浮碎屑。本期可以持续数月乃至1年以上。c.功能恢复期。盂肱关节腔、肩周滑囊、腱鞘的炎症逐渐吸收，血供恢复正常、粘连吸收、关节容积逐渐恢复正常。在运动功能逐步恢复过程中，肌肉的血供及神经营养功能得到改善。大多数病人肩关节功能可恢复到正常或接近正常。

⑥ 肩撞击综合征：肩峰下关节由于结构或动力的原因在肩的上举、外展运动中发生肩峰下组织的撞击而产生的

疼痛症状,称为肩撞击综合征。肩撞击综合征可发生于任何年龄,也是肩袖破裂和肱二头肌长头肌腱变性、损伤的原因之一。大多发生于肩峰前 1/3 及肩锁关节的下面。临床症状除肩部疼痛外,肩上举受限,疼痛弧征阳性。X 线撞击试验阳性。X 线摄片可发现肩峰形态异常,肩峰与肱骨头间距缩小,肩峰过长、过低、大结节骨赘形成等。

治疗肩周炎有哪些原则

肩周炎的治疗原则是针对肩周炎的不同时期、症状的严重程度采取不同的治疗措施。

肩周炎的治疗以保守治疗为主,但对于肩周炎冻结期的病人,特别是伴有严重关节挛缩及关节活动功能障碍,经非手术治疗无明显改善者,可以考虑外科手术治疗。

① 在肩周炎早期,即疼痛期,病人的疼痛症状较重,功能障碍主要是由于疼痛造成的肌肉痉挛引起的。因此,治疗以解除疼痛为主,预防肩关节功能障碍。缓解疼痛可采取患肩制动,使肩关节得到充分休息;或采用理疗、封闭等措施来解除疼痛;也可以口服消炎镇痛类药物,或应用外用解痉镇痛药物。在急性期,避免行推拿、按摩等,以防疼痛加重,使病程长。急性期过后可采用按摩等,以达到改善血液循环、促进局部炎症消退的目的。

② 在肩周炎冻结期,主要表现为关节功能障碍,疼痛主要是关节功能障碍造成的。治疗以恢复关节运动功能为目的。可采用理疗、按摩、医疗体育等进行功能锻炼,以解除粘连,扩大肩关节运动范围,恢复正常关节活动功能。病人主动进行肩关节的功能锻炼,可达到良好的效果。

③ 在恢复期,应继续加强肩关节的功能锻炼,增加肌

肉力量,恢复在先期发生的废用性肌肉萎缩,恢复肌肉的正常弹性和收缩功能,以达到肩关节功能的完全恢复。

但对于肩周炎冻结期的病人,特别是伴有严重关节挛缩及关节活动功能障碍,经非手术治疗无明显改善者,可以考虑外科手术治疗。手术方法包括了麻醉下的肩关节手法松解,切开或关节镜下的关节囊松解等。

治疗肩周炎有哪些内服药

① 奈福泮(甲苯噁唑辛,平痛新):药理作用为非成瘾性镇痛药,镇痛效果与可待因相同,有轻度解热和肌松作用。长期连续服用对呼吸、循环系统无抑制作用。口服剂量为 20~60 毫克/次,3 次/日。

② 安络痛:为野生真菌小皮伞菌,经发酵提取后制成。起效慢,但维持时间长。口服 1~2 粒/次,3 次/日。

③ 阿司匹林(乙酰水杨酸):药理作用为可抑制缓激肽、前列腺素等致痛物质的合成和释放。解热镇痛作用温和而确实。抗炎、抗风湿作用强。口服易吸收,口服 2 小时血浆浓度到达高峰。广泛分布于各组织,能透入关节腔、脑脊液、乳汁及胎盘服。0.3~0.6 克/日,3 次/日。应避免与碱性药物如氨茶碱、碳酸氢钠、布洛芬(异丁苯丙酸)等非类固醇类消炎药合用,因其可降低疗效。

④ 吲哚美辛(消炎痛):药理作用为非类固醇类消炎解热镇痛药,通过抑制体内前列腺素的合成而产生镇痛、消炎解热作用,镇痛效应可持续 5~6 小时,也有抗血小板聚集、防止血栓形成的作用。饭时或饭后口服,25 毫克/次。2~3次/日,若有头痛、眩晕可减量或停药,若未见不良反应,可增至 125~250 毫克/日。

⑤ 布洛芬（异丁苯丙酸）：药理作用为具有解热、镇痛、抗炎作用的非类固醇类消炎药。消炎、镇痛、解热效果与阿司匹林（乙酰水杨酸）相近，其消炎作用能使类风湿关节炎、骨性关节炎病人的关节肿胀、疼痛及晨起关节强直减轻。对血象和肾功能无影响。口服 0.2 克/日，3 次/日。但有消化道溃疡及有溃疡病史者慎用。

⑥ 布洛芬缓释胶囊（芬必得）：药理作用具有解热、镇痛、抗炎作用。为布洛芬的缓释胶囊，能使药物在体内逐渐释放，2~3 小时血药浓度达到峰值，血浆半衰期为 4~5 小时，与布洛芬比较有以下优点：保持血液浓度平稳，避免普通剂型多次给药造成的血液浓度波动，从而提高疗效，降低不良反应；持续时间长，睡前服，有助于防止夜间疼痛和晨僵的发生。口服早晚各 1 粒。活动性消化道溃疡禁用。

⑦ 氯唑沙宗：药理作用为中枢性肌肉松弛剂，作用于中枢神经系统的多突触通道而产生肌肉松弛效果。口服后 4 小时血液浓度达峰值，分布于肌肉、肝、肾、脑和脂肪。饭后服用，0.2~0.4 克/次，3 次/日。但肝肾功能损伤者慎用。

⑧ 双氯芬酸（扶他林）：药理作用：本品含双氯芬酸钠，系非类固醇化合物，主要机制是抑制前列腺素的合成，具有明显的抗风湿、消炎、镇痛及解热作用。药物进入小肠后，可迅速被吸收。本品可进入滑膜，当血浆浓度达峰值后 2~4 小时内测得滑液中浓度最高，药物在滑液中消除半衰期为 3~6 小时，并能维持 12 小时。口服 100~150 毫克/日，分 2~3 次饭前口服。胃肠功能紊乱、胃肠道溃疡、溃疡性结肠炎、肝功能不全、中枢神经系统障碍者慎用。

⑨ 美洛昔康（莫比可）：药理作用：消炎、止痛、退热的作用。7.5~15 毫克/日，1 次口服。但该药服用后可有胃

肠刺激症状或胃出血,应注意观察。

⑩ 罗非考昔(罗非昔布,万络):药理作用:消炎、止痛、退热的作用。口服每次 25 毫克,每日 1 次。该药无胃肠不良反应。

治疗肩周炎有哪些外用药

正红花油

药物成分:白樟脑、白油、桂叶油、桂荃、松节油、冬青油

功效:祛风除湿散寒,活血化瘀,消肿止痛。

用法:将药液涂患处后,用湿热毛巾盖在患肩,把热水袋放在湿毛巾上热敷约半小时。每日 2~3 次。也可配合理疗仪器,如红外线、神灯等照射半小时。

双氯芬酸(扶他林)

药理作用:属于非类固醇类消炎药,具有较强的透皮吸收性能,使双氯芬酸(扶他林)渗入皮下炎症病变部位,主要通过抑制前列腺素的合成而具有镇痛、抗炎作用。

主要用于缓解局部疼痛及炎症反应。

用法用量:用 2~4 克,涂于患处,并轻轻揉擦,每日 3~4 次。

骨友灵擦剂和肿痛灵酒

药理作用:骨友灵擦剂加肿痛灵药酒治疗肩周炎具有明显的消肿止痛、恢复功能活动的作用。肿痛灵药酒中透骨草、伸筋草、乳香、没药行血消肿,通瘀定痛;川乌、草乌主治风寒湿痹,肢体关节冷痛。以白酒浸泡可将药中有效成分浸出,局部用药可使药力直达病变部位,收效快。

用法用量:先将骨友灵擦剂敷于患处,5 分钟后再将备好的药液温热,用大小适宜的敷料浸透药液,贴敷于患处,

外用绷带包扎,并用热水袋敷 10 分钟,每日更换 1 次,7 日为 1 个疗程,治疗 2~4 个疗程。

治疗肩周炎有哪些注射用药

透明质酸钠(施沛特)

药理作用:肩关节腔内注射透明质酸钠(施沛特)治疗肩关节周围炎的机制是:高分子量、高浓度、高弹性的透明质酸钠(施沛特)为关节滑液的主要成分,注入关节腔及滑膜囊内,可隔开组织表面,减少组织之间的摩擦,明显改善滑液组织的炎症反应,能提高滑液中的透明质酸钠(施沛特)的含量,增强关节液的黏稠性和润滑功能,防止纤维组织形成,控制中性粒细胞迁移和吞噬作用,发挥抗炎作用,缓解疼痛,增加关节活动度。

用法用量:a. 肩峰下滑囊炎。病人取坐位,双手叉腰,取透明质酸钠(施沛特)2 毫升从肩峰中央向前约 1 厘米处进针,针头呈 10 度仰角注入肩峰下滑囊处,治疗完毕后自主活动肩关节 5 分钟,并配合肩关节功能锻炼,每日 3 遍,每遍 12~36 次。注射每周 1 次,5 周为 1 个疗程。b. 钙化性冈上肌腱炎。病人取正坐位,在肩关节下垂并稍内收的姿势下,将 12 号针头在肩峰与大结节之间,点状梅花针穿刺减压之后,注入透明质酸钠(施沛特)2 毫升,然后再稍外展肩关节,医者一手托肘上部,另一手在冈上肌处用大拇指做按揉手法以舒筋活络,剥离粘连,最后用擦法,以透热为度。一般治疗 1 次即可减轻,5 次即可痊愈。c. 肱二头肌长头肌腱炎。以肩关节不能外展及结节间沟压痛为主,应在病人坐位的情况下,在结节间沟内注入透明质酸钠 2 毫升,并于局部轻轻弹拨肱二头肌长头肌腱,肩部的功能锻炼

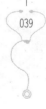

以单臂摘果、双手托天为主,每日3遍,每遍重复12~36次。透明质酸钠注射每周1次,5周为1个疗程。d.单纯性肩关节周围炎。以50岁左右多发,主要特征为主动活动时肩关节不动而以肩胛骨的运动及身体倾斜来代偿。治疗时,肩关节内注射透明质酸钠(施沛特)2毫升,即肩关节喙突向外向下1厘米刺入,同肩关节镜入路,并配合在喙突部的弹拨理筋及被动活动肩关节,透明质酸钠注射每周1次,5周为1个疗程。

曲安奈德

药理作用:曲安奈德为肾上腺皮质激素类药,可通过直接抑制纤维母细胞的活性,而减少纤维结缔组织的形成。有利于松解肩关节囊内、外粘连及肩周组织粘连,缓解、消除增生,阻断肩周的纤维化和钙化。该药可通过抗炎作用,消除肩周的无菌性炎症,阻断炎症的恶性循环,使关节囊内、外组织代谢恢复正常,建立良性循环。还通过减少胶原合成和胶原酶抑制物,如巨球蛋白和抗胰蛋白酶水平,使胶原降解增加而起作用,加强对肩周组织增生的抑制和粘连的松解作用,并可加速水肿、炎症的吸收,促进损伤的修复。曲安奈德剂型为混悬液,在组织间吸收缓慢,疗效可持续2周以上,故1次注射,其作用可持续2周,不需频繁用药。

用法用量:曲安奈德40毫克,2%利多卡因5毫升,酚妥拉明5毫克,生理氯化钠25毫升,吸入50毫升注射器待用。病人取仰卧位,常规消毒铺巾,肩关节内收、前屈各45度,于肩关节前侧关节盂与肱骨头之间进针,使用12号注射针头穿入关节囊内,缓慢注入上述配备之药液。注药完毕当即活动肩关节。做屈伸、内收、外展及环转运动。以后每日早、晚各被动或主动活动肩关节1次,每次约30分钟,坚持进行2周。2周后,根据复诊检查情况,决定是否需要再次注射。

治疗肩周炎有哪些理疗方法

肩周炎病人的疼痛症状是比较明显的,除了局部封闭、外用药物及口服药物外,也可用物理疗法解除肩周炎的疼痛症状。

1. 温热疗法

通过短波、超短波、微波、红外线等物理方法的温热作用,促进肩部的血液循环,消除炎症,解除肌肉痉挛,从而达到镇痛作用。

① 短波:是应用波长在 10~100 米,频率为 0.3 万 ~3 万千赫的高频电磁波。其产生的高频交变磁场通过组织时,可产生电流而使组织生热。每次治疗 20~30 分钟,隔日 1 次,15 天为 1 个疗程。

② 超短波:超短波属高频电磁波,其频率为每秒钟 10 万赫兹,高速旋转的电离子形成了高频电磁场,以热及非热效应作用于人体病变部位,引起体内物理、化学和生物化学变化,其作用深达脂肪组织中,形成的热量最大,称为内生热,故高频电磁波的热效应可起血管扩张,血液循环增强,神经、肌肉组织和营养代谢旺盛,降低感觉神经的兴奋性和肌肉、纤维结缔组织的张力,从而达到减轻水肿、消除炎症、止痛和缓解肌紧张、恢复运动功能的作用。对重度病人采用温热量,输出功率为 120 毫安,治疗间距 30 厘米,治疗时间为 20 分钟。每日 1 次,10 天为 1 个疗程。对中、轻度病人为微热或无热量,输出功率为 100 毫安,治疗间距为 30 厘米,治疗时间为 15 分钟,每日 1 次,10 天为 1 个疗程。

③ 微波:是利用波长为 10~15 厘米的超高电磁波,经

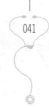

特别的辐射器作用于人体进行的一种物理疗法,其热效应能够改善血液循环、促使微血管扩张及组织细胞膜通透性增加。血管通透性的增加及血流的增快带走了积存的具有氧化性损伤作用的自由基,从而使受到损伤的组织得以恢复。微波对人体组织的穿透能力与振荡频率有关,频率越高,穿透能力越弱,并可引起深部温热作用,同时能加速炎症的消散吸收。方法:频率915兆赫,辐射器为非接触圆柱形,直径160毫米。治疗时根据病情病人取仰卧、侧卧或俯卧位,辐射器距体表3~6厘米,皮肤温度控制在39.5±0.5℃;治疗时间20分钟,每周5次,10次为1个疗程,疗效较差者增加1个疗程。

④ 红外线疗法:是应用红外线辐射作用于人体而达到治疗目的一种物理方法。它的热作用不仅能促进血液循环、促进机体新陈代谢、消炎止痛,而且可降低神经末梢的兴奋性而发挥镇痛、缓解肌肉痉挛的作用。治疗时以病人局部皮肤出现均匀的绯红色红斑为宜。照射距离一般为30~60厘米,每次20~30分钟,每日1次,15天为1个疗程。但有出血倾向、高热病人、活动性结核、重度动脉硬化症禁用。治疗中如有疲乏无力、睡眠不好、头晕等现象应停止治疗。

⑤ 石蜡疗法:石蜡是石油蒸馏的副产品,其热容最大,有较强的蓄热功能,是良好的传导热源。在肩周炎治疗护理中,利用石蜡持久较强的湿热作用,达到减轻疼痛,加强血液循环,加速组织修复生长,缓解肌肉痉挛,松解粘连的效果。方法:将加热的固体石蜡熔解达到熔点55~60℃,使其成为液状,在治疗盘中冷却待干,检查石蜡表面,确定无破裂,松软后直接包裹肩周皮肤,时间20~30分钟,注意防止烫伤。

2. 磁疗

利用外磁场作用于机体以调节人体组织内生物电,从而达到消肿、镇痛的作用。患肩贴敷磁片,用胶布固定。每次 20~30 分钟,每日 1 次,15 天为 1 个疗程。

3. 激光疗法

激光疗法是在传统针灸疗法的基础上,结合激光新技术而创造的一种以小功率激光器发射出的激光束照射穴位或病变部位,以治疗疾病的方法,也称为激光针疗法或激光针灸。其特点有:a. 无痛:激光是以微细光束照射穴位,病人不用担心有像银针刺入皮肤时的疼痛,对疼痛敏感的病人很适宜。b. 无菌:激光束在体外照射时,以其光能和电磁效应治疗疾病,并无实体性物质进入体内,因而不但不会将细菌、病毒带人体内,而且可直接或间接地杀灭细菌和病毒。c. 无损害:用于理疗的激光为小功率激光,其光能量较弱,在体外照射穴位时,不会造成任何损害,更无滞针、断针之虞;小功率激光器发出的激光属弱激光,所产生的刺激作用能使无菌性炎症区的血液循环得到改善,促进新陈代谢,可加速有毒代谢物的排泄和分解。激光疗法操作简单、安全,易学易用,易于掌握,无操作和使用危险,所以激光疗法的应用推广较快。常用的有:

① 氦氖激光:其工作原理是氦氖原子,用高压高频电场激励,辐射出来的是波长为 632.8 纳米的红色激光,连续式发射,功率为 1~100 毫瓦。常用的输出功率为 2~25 毫瓦。氦氖激光具有单色性好、方向性强、亮度高、相干性好、穿透力强等特点。对活组织有光压强作用和电热效应,可使局部温度升高,细胞及血管壁的通透性增强,血管扩张、血流加速,使细胞尤其是白细胞代谢旺盛、活力增强,并可提高组织痛阈,降低神经末梢的兴奋性,达到消炎镇痛的目

的。治疗时采取仰卧位，距激光器 1 米左右，每日 1 次，每次 10 分钟，7~10 天为 1 个疗程。

② 镓铝砷激光：激光是缓解肩痛的主要手段之一，具有缓解肌肉痉挛、改善穴位及痛点附近组织的血液循环、促进组织代谢产物和炎性物质的吸收、松解粘连等作用。穴位处有丰富的末梢神经纤维，采用镓铝砷激光穴位和痛点照射，波长为 650~830 纳米，此波长处于人体组织的光学窗口（700~1 300 纳米），易透过皮肤进入组织深处，降低末梢神经兴奋性、减轻神经末梢的化学性及机械性刺激作用，起到缓解或消除疼痛的目的。激光治疗机输出功率为 0~500 毫瓦连续可调，0~1 000 毫瓦脉冲可调，波长 650~830 纳米，光斑直径 3~5 厘米；照射时探头紧贴皮肤，接触照射患侧穴位和痛点。肩关节屈曲困难者，取肩外关和痛点；肩关节后伸、内旋困难者，取肩贞、天宗、后溪和痛点。输出功率 400~500 毫瓦，每个穴位照射 3 分钟，每日 1 次，10 次为 1 个疗程。疗程间隔 3~5 天。

4. 超声波疗法

超声疗法治疗肩周炎主要是应用其温热效应和机械效应。超声波是一种机械弹性振动波，其性质与其他声波相同。超声在进入人体组织后，一方面声能可转变为热能，另一方面可引起细胞摩擦而产生热，两者共同产生温热效应，同时，超声波还是一种很强的压缩和伸张的机械振动波，它作用于组织，能使组织质子交替地压缩和伸张，使离子和质子获得不同运动速度，产生摩擦力，并可引起细胞的波动，产生一种细微的按摩作用，这一作用可特别地刺激细胞膜的弥散过程，能使坚硬的结缔组织延长、变软。因此，机械效应对肩周炎挛缩的关节囊更具有针对性。此外，超声还可将药物经完整的皮肤或黏膜透入体内，这种超声药物透入疗法以超声和药物的共同作用治疗肩周炎。医用超声波的频率为800~1 000千赫,压强多在每平方厘米3瓦以下,多用小剂量、低强度,每次5~10分钟,每日1次,10次为1个疗程。

5. 低能量冲击波

冲击波是一种物理能量,是由于物体的高速运动或爆炸,而在介质中引起强烈压缩并以超声传播方式进行传播。其通过传导介质作用于人体组织细胞,产生一些理化反应,如胞外空化反应、分子离子化、胞膜通透性增加,扩散的原子团与生物分子相互作胞内分子改变和线粒体损害等反应。因此,高能量的冲击波能使机体组织细胞受损严重损伤,造成组织细胞不可逆性的损害,而采用低能量的冲击波则能够解除疼痛和改善功能,其治疗机制目前尚不十分清楚,有人认为冲击波能止痛是因为冲击波损伤了疼痛感受器,抑制其发出高频脉冲,从而不传导疼痛信号。另外,冲击波也能引起细胞周围自由基的改变而释放出抑制疼痛的物质。也有学者认为,低能冲击波能够使毛细血管扩张,血管通透性增加,促进局部血液循环,改变血供状态,有利于肩周炎的康复。

方法:治疗前确定痛点并作好标志,根据病人的体形和痛点位置,将病人摆放在治疗床上,让治疗头准确地与痛点标志密切接触,两者之间涂以耦合剂,以增强治疗头与人体的接触,有效减少冲击波能量散失。国人一般治疗深度为3~8厘米。治疗时工作电压由低至高逐步缓慢递增,范围一般控制在60~90千伏之间,最终以病人的治疗反应来确定其治疗电压,每一治疗序列冲击资料为2 000~3 500次,每5天治疗1次,3次为1个疗程,治疗频率为70~80次/分。一般病人应用1~2个疗程,病情重者可进行3~4个疗程。

注意事项：必须明确诊断，排除因其他原因造成的与肩周炎相似的临床表现和其他疾病，以免产生不可逆的损伤，加重病人痛苦。治疗过程中，医生应该守候在旁，以便随时了解病人的治疗反应，调节治疗冲击波能量的大小，聚焦的深度，以确保治疗安全有效，达到康复的治疗目的。

何谓封闭疗法

封闭疗法是根据不同疾病将药物注射于某一特定部位或压痛点的方法。它具有良好的消炎止痛效果，是骨科常用的治疗方法，对于肩周炎也有较好的疗效。

有些问题是应该注意的：用药之前要询问是否有过敏史，用普鲁卡因前必要时要做过敏试验，避免产生不良反应，尤其是对一些有过药物过敏史病人更为重要。严格执行三查七对制度，严密消毒，避免引起感染。整体综合治疗的前提下，因痛点的不同护理要点也不同，如肩周炎病人要注意功能锻炼，避免长时间在寒冷环境中操作，工作量力而行，冬天要注意保温，被褥衣着温暖。局部封闭治疗部位要保持清洁，覆盖针眼的敷料要干净，不应潮湿，于注射第二天取下，注射前应保持合适体位，便于穿刺部位准确。注射后可配合局部热敷治疗，均能取得药物的实际效果。有发热、局部皮肤不洁、破损时禁忌封闭，患高血压、活动性肺结核、严重肝病、心脏病和消化道溃疡病人，局部封闭要慎重。封闭后出现疼痛厉害时可能是药物反应，若持续疼痛、注射部位红肿伴有发热。可及时与医生取得联系，不要盲目到处求医。

封闭疗法有哪些原理

肩部应用局麻药和糖皮质激素等混合物,通过神经 – 内分泌调节作用及药理作用,可消除肩关节周围炎症刺激,阻断病理反射的发生发展。局麻药可使局部疼痛消失,改变或阻断疼痛病因病理的恶性循环,糖皮质激素可减轻,甚至消除无菌性炎症、肿胀、渗出和粘连的发生。原发病灶的清除,可缓解反射性的肌紧张、肌痉挛等继发因素,改善局部营养状况,加强局部血液循环。可加速肌痉挛的消除、无菌炎症的消失和粘连的松懈,使肩关节周围肌肉、韧带、肌腱重新取得动态平衡,恢复肩关节的正常活动范围。

常用有哪些封闭药物

① 局麻药

A. 普鲁卡因

药理作用:具有良好的局部麻醉作用,局部注射后 1~3 分钟即可阻断各种神经末梢及神经干冲动的传导,从而抑制痛、触、压等感觉。若药量及作用时间充足,也能阻断运动神经冲动,并可使局部血管轻度扩张,易被吸收入血。其局部麻醉时间短,一般在 30~45 分钟。普鲁卡因可通过阻断从病灶向中枢神经系统的刺激传导而达到止痛效果。

用法与用量:一般用 0.25%~0.5% 普鲁卡因 2~10 毫升与糖皮质激素混合,每次用量小于 1 克。

注意事项:常规剂量一般不会引起毒性反应。轻度中毒可表现为眩晕、恶心、心动过速、呼吸急促、肌肉抽搐等,但一般很快恢复。较大剂量可出现不安、出汗、谵妄、惊厥、呼吸抑制等。有少数病人可出现变态（过敏）反应，可出现皮疹、哮喘，甚至过敏性休克。用药前必须询问是否有过敏史，并做过敏试验，一旦出现过敏性休克，应立即应用肾上腺素等抗过敏药物。

B. 利多卡因

药理作用：局部麻醉作用较普鲁卡因强，持续麻醉时间长，穿透性、扩散性强。无蓄积性，可反复使用，不抑制心肌收缩力，治疗剂量血压不降低。

用法与用量：常用剂最为 0.5%～1.0% 利多卡因 10～15 毫升，一次不超过 0.15 克。

注意事项：常用剂量一般不会引起毒性反应。但毒性反应的发生率比普鲁卡因高，轻者可有头晕，重者为骨骼肌痉挛或抽搐。对抽搐者可给予苯巴比妥、苯妥英钠等。对心、肝功能不全者，应适当减量。禁用于二至三度房室传导阻滞及肝功能严重不全者。

② 糖皮质激素

药理作用：a. 抗炎作用。能抑制因细菌感染、免疫、化学、放射及其他物理因素等所致的炎症。可抑制炎症细胞（淋巴细胞、粒细胞、巨噬细胞等）向炎症部位移动，阻止炎症介质如激肽、组胺、慢反应物质等发生的反应，抑制吞噬细胞的功能，稳定溶酶体膜，阻止补体参与炎症反应。b. 抗免疫作用。可通过多个环节抑制免疫反应。此类药物可抑制巨噬细胞的吞噬功能，降低网状内皮系统消除颗粒或细胞的作用。此作用对 T 淋巴细胞较明显，其中辅助性 T 细胞减少更为明显，还可降低自身免疫性抗体水平，故可缓解变态反应及自身免疫性疾病的症状，对抗异体器官移植的排异反应。c. 抗毒素作用。提高人体对有害刺激的反应能力，减轻细菌内毒素对机体的损害，缓解毒血症状，也能减少热原的释放,对感染毒血症的高热有良好的退热作用。d. 抗休克作用。可通过增加循环血容量,改善微循环灌注,稳定溶酶体膜,防止溶酶体释放而损害组织等,以发挥抗休克作用。糖皮质激素在体内的分布以肝脏中含量最高,其次为血浆。它主要在肝脏代谢,与萄糖醛酸或硫酸形成易溶于水的化合物,由小便排出。

用法与用量:局部用量,a. 氢化可的松每次 12.5~50 毫克。b. 可的松每次 25~100 毫克。c. 泼尼松(强的松)每次 12.5~75 毫克。d. 泼尼松龙(强的松龙)每次 12.5~75 毫克。

有下列疾病时应注意用药指征:a. 消化性溃疡。糖皮质激素能增加胃酸分泌,并减低胃黏膜保护和修复的能力,易致溃疡病出血、穿孔。b. 心脏病。心脏病病人常伴有慢性水钠潴留,糖皮质激素有不同程度的水钠潴留及排钾作用,能使心脏病病情有不同程度加重,故心脏病人少用。c. 高血压。糖皮质激素可使血中胆固醇含量增高,并可使水和钠潴留,从而使血压更加升高,故高血压病人应慎用。d. 糖尿病。糖皮质激素可促进糖异生,减低组织对葡萄糖的利用,使糖尿病病情加重,因此糖尿病者应禁用。

封闭治疗有哪些方法

1. 痛点封闭

肩周炎的压痛点较多,进行封闭前,应根据病人的临床症状、局部压痛点来确定,一般肩周炎的压痛点大多在机械应力比较集中的部位。

① 喙突压痛点封闭:在锁骨远端稍内前下方,有一骨性隆起即为喙突,用拇指触及喙突寻找敏感压痛点,局部常

規消毒后,注入局麻药和糖皮质激素混合药液2~4毫升。

②　肩峰下滑膜囊封闭:病人取坐位或仰卧位,在肩关节外侧肩峰下找到明显压痛点,局部常规消毒后,垂直进针,穿过三角肌即可到达滑囊内,回抽,有时可有少量滑液,注入局麻药和糖皮质激素混合药液2~4毫升。

③　肱骨大结节间沟纤维管封闭:病人取仰卧位,患侧肘关节屈曲90度,前臂放置胸前,在肱骨大小结节间沟找到明显的压痛点。局部常规消毒后,穿刺针头由前下向后上刺入,穿入纤维管后往往有一骨性抵触感,稍退针尖,注入局麻药和糖皮质激素混合药液2~4毫升。

④　冈上肌起止点封闭:病人取坐位或仰卧位,起点在冈上肌窝找到敏感压痛点,局部常规消毒后,垂直进针,边进边推药液,达骨质有坚硬感即为冈上肌起点,推药2~4毫升。止点在肩峰下触及明显压痛点,一般在肱骨大结节上部,局部常规消毒后,将针尖沿肩峰下方水平刺入,穿过皮肤、三角肌及肩峰下滑囊后,可有一韧性感,即达冈上肌腱部,再斜向下穿刺,即达冈上肌腱止点,推注药液2~4毫升。

⑤　冈下肌起止点封闭:病人取坐位或仰卧位,在冈下肌窝找到明显压痛点,一般范围比较大,局部常规消毒后,垂直进针,到达骨质有坚硬感后稍退推注药液2~4毫升。压痛点范围较大时,可退至皮下,朝不同方向推注药液。

2. 肩关节腔封闭疗法

对肩周炎局部症状较重的病人,可用肩关节腔封闭疗法。封闭后病人很快感到疼痛缓解,症状好转。肩周炎的关节腔封闭一般采用前方入路。病人取仰卧位,于锁骨外段下方摸到喙突尖端,在其下、内各2厘米处为穿刺点。在穿刺点局部麻醉,浸润皮肤和关节囊,以减轻疼痛,然后将穿刺点向外上方斜 30 度刺入,针尖刺入关节囊时,应缓慢刺入,以防刺伤关节软骨面。进入关节腔后,推动注射器无阻力,说明封闭位置正确,即可注入封闭液。封闭液一般为泼尼松龙(强的松龙)0.2~2 毫升,或地塞米松(氟美松)5~10 毫克加入 2% 普鲁卡因。部分病人可出现短暂症状加重。整个封闭过程应严格无菌操作,防止肩关节感染。一般每周或两周封闭 1 次,3~4 次为 1 个疗程。

3. 神经阻滞

① 肩胛上神经封闭:肩胛上神经起自颈 4~6 神经根,由臂丛上干发出后,斜向外下经斜方肌及肩胛舌骨肌的深面至肩胛切迹处,穿嗽肩韧带上方至冈上窝,在此发出冈上肌支及关节支,其主干继续伴着肩胛上动脉绕肩胛切迹至冈下窝,并发出冈下肌支及关节支。肩胛上神经冈上肌支体表投影:自锁骨外侧端斜向上方呈 30 度角作一直线至冈上肌中点;冈下肌肢体表面投影:自锁骨外侧端斜向下方呈 45 度角作一直线至冈下肌中点。肩胛上神经封闭疗法适用于存在顽固性肩痛的肩周炎病人。肩胛上神经阻滞后可使肩关节周围血管扩张,肩关节局部供血改善,便于消除致痛物质,阻断疼痛恶性循环反射。针刺能激发经气,调理气血,疏通经络,达到镇痛和防止粘连的作用。同时,药物集中在神经干周围可充分发挥抗炎及营养维持神经的正常功能,达到标本兼治的目的。

具体操作为:病人取坐位,充分显露患侧肩背部,扪及肩胛冈和肩胛下角后,沿肩胛冈作一平线,并将肩胛下角平分而连一条二等分线,使两线相交,形成的外上角即为注射点。取 1% 普鲁卡因 10~15 毫升,泼尼松龙(强的松龙)50 毫克,局部常规消毒后,将注射针垂直刺入注射点后直达嗽突的基底部,当肩部有放射性疼痛时,表明位置准确,在回吸无血后将药物注入。每周 1 次,3 次为 1 个疗程。

②　腋神经封闭疗法:腋神经由颈 5~6 神经纤维组成,自臂丛后侧束分出伴随旋肱后动脉绕过肱骨颈向后进行,穿过四边孔至三角肌深面。在肱三头肌长头、大圆肌、小圆肌及肱骨外科颈所构成的四边孔附近进行腋神经封闭疗法,适用于肩周炎肩后部疼痛病人。

具体操作为:病人正坐,患肩外展 45 度,局部常规消毒后,取肩峰的背侧下方约 4 厘米处为进针点,此处常有压痛,并可摸到一凹陷,为三角肌后缘、冈下肌、小圆肌外缘、肱三头肌长头外侧缘之间隙。用 7 号腰穿针经进针点然后刺入皮肤,并对着喙突方向进针至 4~4.5 厘米,即达四边孔附近。如针尖触及外科颈后内侧,则应退针少许,回抽无血,即可注入 1% 利多卡因 5 毫升。隔日 1 次,12 次为 1 个疗程。

高压氧治疗肩关节周围炎有何疗效

高压氧治疗对松解关节粘连并无直接作用,但高压氧对肩关节囊周围的血液循环改善可起到促进作用对提高关节囊微循环中氧分压,同时改善微循环具有重要意义。通过改善肩关节关节囊的血供,可促进局部炎性因子的代谢,改善缺氧引起的酸性环境,带走酸性产物,可减轻对滑膜增生的刺激,对缓解肩部疼痛有一定作用。此外,肩周炎病人肩部的功能锻炼产生的代谢产物和炎症介质同样可以通过高压氧治疗促进其代谢,减少上述有害物质在局部的存留而造成的肩痛,保证了功能锻炼的持续性。

方法:常规行高压氧治疗,0.202 兆帕(2 个大气压),

吸纯氧60分钟/日,1次/日,治疗20日。

肩周炎外科手术
有哪些指征与禁忌证

对于肩周炎冻结期的病人,特别是伴有严重关节挛缩及关节活动功能障碍,经非手术治疗无明显改善者,可以考虑外科手术治疗。其指征为:

① 肩周炎经过6个月以上正规非手术治疗(包括药物、理疗、体疗、封闭等),肩关节功能障碍无明显改善者。

② 肩部持续性顽固性疼痛,特别是夜间持续疼痛而不能入睡,严重影响睡眠,影响日常生活和工作,超过6个月者。

③ 肩关节严重挛缩,活动范围上举角度小于120度,旋转小于15度。

④ X线平片上可见肩峰和肱骨大结节密度减低或囊性改变,肩关节造影可见肩关节明显缩小者。

⑤ 由于治疗失误,导致肩关节挛缩状态持续6个月以上者。

外科手术的禁忌证:伴有严重的心肺疾病,或肝、肾功能不良者,或年老体弱不能承受手术者,不宜进行外科手术。

针灸为何能治疗肩周炎

针灸是治疗肩周炎的传统方法,也是目前最行之有效的方法之一。疗效确切,病人易于接受。针灸治疗肩周炎对止痛和肩关节功能恢复均有一定疗效,有时甚至能在针灸后即刻见效,使病人本已运动受限的肩关节活动幅度有较大的改善。此外,除了传统的温针、艾灸等方法外,现代医学技术不断应用于古老的针灸疗法,产生了如激光、微波针、电针等新的针灸疗法,也为针灸治疗肩周炎开辟了一个更新的天地。

针灸治疗肩周炎的原理是调节血供功能、改善血液循环,使炎症瘀滞区的病理代谢产物加速分解、转运或失活;降低炎症区血管的通透性、减轻炎症性渗出;抑制炎症扩散并使炎症的渗出物质加速吸收,减轻肿胀;缓解其对末梢神经的夸张性刺激作用;激活体内的内源性吗啡样物质,发挥较强的镇痛作用。

急性期以肩关节周围急性炎症为主,疼痛明显,但粘连较轻,针灸能祛风散寒、活血化瘀、解痉止痛,可缓解疼痛、消除炎症和肌肉痉挛,防止或减轻肩周软组织粘连。粘连期及缓解期,粘连已形成,肌肉部分萎缩,针刺有舒筋活血、益气补血、祛瘀止痛之功,可加速粘连的松解和萎缩肌肉的恢复。所以,在肩周炎的各个病理时期,针灸都具有显著、可靠的治疗作用。

怎样用针灸疗法
治疗肩周炎

肩周炎早期,以疼痛症状为主的病人,针灸治疗可每日进行 1 次,后期以肩关节功能障碍为主的病人,治疗通常隔日 1 次,12 次为 1 个疗程。两个疗程之间休息 1 周。

针灸治疗肩周炎所选的穴位主要有肩峰、曲池、条口穴等。并结合循经取穴和同名经取穴的原则。如肩峰处有压痛点或后伸肩痛,活动困难时,以太阴经为主,取手、足太阴经穴,先刺阴陵泉,再刺尺泽、太渊、曲池,取手、足阳明经穴,先刺足三里,再刺曲池、合谷等。

何谓肩三针疗法

　　肩三针疗法是针灸肩关节周围 3 个穴位治疗肩周炎的一种方法。针尖向关节囊方向刺入,刺入一定深度后,用较强的手法快速捻转,使患肩麻胀,疼痛即刻消失。也可加电针刺激,每日治疗 1 次,每次留针 30 分钟。

　　以肩三针治疗肩周炎主要是局部取穴,通过较强的刺激,调节和改善局部的血液循环,影响局部的新陈代谢,激活体内的内源性吗啡样物质,所以能起到较强的镇痛作用。

推拿治疗肩周炎有哪些原理

　　① 纠正解剖位置:肩周炎病人的肌腱可出现滑脱,可在疼痛部位触摸到条索状隆起,关节活动严重障碍,通过推拿力的作用可理顺、还原滑出的肌腱。

　　② 增加肩关节周围的血液循环:推拿可引起一部分细胞内的蛋白质分解,产生组胺和类组胺物质,使毛细血管扩张开放,从而使身体的血液循环得到改善。

　　③ 提高肩关节周围软组织的温度:推拿手法能够使毛细血管扩张、开放、血流旺盛,因此皮肤温度升高。实验研究发现,不仅在推拿局部皮肤温度升高,而且未经推拿的远隔部位皮肤温度也有升高。

　　④ 通过推拿调节局部与整体、局部与局部的关系:生物全息学说认为,人体中局部与整体间的信号传导有一定的规律,即人体任一局部完整地排列着全身相关的反应点,

是全身各器官的缩影。中国传统推拿术中的特殊推拿疗法,如手部推拿疗法、足部推拿疗法、耳部推拿疗法等,都是比较优越的生物全息治疗部位。所以在这些部位推拿与肩关节相应的反应点,可以治疗肩关节周围疾患。

⑤ 解除粘连:通过手法外力的作用,可以解除肩关节周围的肌肉、韧带、滑囊、腱鞘、关节囊等相互粘连,使肩关节功能得到恢复。

推拿治疗肩周炎有哪些手法

根据肩周炎的临床表现及疾病的发展情况,大致可分为以下两大类:

① 舒展理筋法:主要适用于肩周炎的疼痛期、急性发作期。肩周炎早期呈阵发性疼痛,常因天气变化及劳累而诱发,以后逐渐发展到持续性疼痛并逐渐加重,昼轻夜重,不能向患侧侧卧。肩部受到牵拉时,可引起剧烈疼痛。此外,在肩关节周围有广泛的压痛,并可向颈部及肘部放射。此期可采用按、压、揉、捏、拿等轻柔的手法在局部治疗,以舒筋活络,通络止痛,改善局部血液循环,加速渗出物的吸收,促进病变肌腱及韧带的修复。

② 暴力撕裂法:主要适用于肩周炎的功能障碍期、慢性粘连期。肩周炎的晚期由于关节囊及肌肉的粘连,长期废用而引起肌力降低,可使肩关节各方向的主动和被动活动均受限,三角肌等可发生不同程度的废用性萎缩,出现肩峰突起,上臂上举不便、后伸障碍等表现。此期可采用扳、推、拉、摇、拔伸等较重的手法治疗,以松解粘连、滑利关节,促进肩关节功能的恢复。

肩周炎各论

肩袖损伤

患了肩袖损伤主要有哪些症状

肩袖也称旋转袖或肌腱袖,是冈上肌、冈下肌、小圆肌和肩胛下肌肌腱组织的总称。与关节囊紧密相连,附着在肱骨上端形成袖筒状组织。在前方为肩胛下肌腱,上方为冈上肌腱,后及下方为冈下肌腱和小圆肌腱。肩袖功能是在上臂外展过程中,使肱骨头向关节盂方向拉紧,维持肱骨头与关节盂的正常支点关节。肩袖损伤可造成习惯性肩关节脱位,并严重影响上肢外展功能。肩袖的冈上肌和肩胛下肌由于其解剖上的特点,容易受到损伤。冈上肌、肩胛下肌的肌腱位于第二肩关节的肩喙穹下。肩关节内收、外展、上举及后伸等活动,上述两肌肉在肩喙穹下往复移动,易受夹挤、冲撞而致损伤。冈上肌在大结节止点近侧的终止端1厘米范围内是缺血管区,即危险区域,是退变和肌腱断裂的好发部位。肩袖损伤的病人主要有以下表现:

① 外伤史:有急性损伤史或重复的损伤及累积性劳损史,对该病的诊断有参考意义。

② 疼痛与压痛:肩关节疼痛是肩袖破裂的早期症状:疼痛多位于肩关节前方,累及三角肌前方及外侧,屈肘90度使患肩做被动外旋及内收动作,肩前痛加重。急性期疼痛剧烈、持续,慢性期为自发性钝痛,疼痛在肩部活动后加

重。最典型的疼痛是颈肩部的夜间疼痛和"过顶位"活动疼痛（当患肢高举超过自己头顶时）。如有慢性肩峰下滑囊炎存在，疼痛呈持续性和顽固性。有时伴有向颈部和上肢的放射性疼痛，患侧卧位疼痛加重，往往夜间症状加重，严重影响睡眠，病人十分痛苦。疼痛成为病人就诊的主要原因，也成为评价治疗效果的重要参数。

肩关节压痛多位于肱骨大结节近侧或肩峰下间隙，臂上举或旋转上臂时可感弹响，明显的弹响多见于撞击征晚期，尤其是完全性肩袖撕裂伤者。

③ 肩关节无力：根据肩袖损伤部位的不同肩关节无力可以分别表现为外展无力、上举无力或后伸无力。由于疼痛和无力，使得肩关节主动活动受限，不能上举外展，影响肩关节的功能，但肩关节被动活动范围通常无明显受限。

④ 肌肉萎缩：病史超过 3 周以上者，肩周肌肉有不同程度的萎缩，以三角肌、冈上肌及冈下肌较常见。

⑤ 关节继发性挛缩：病程超过 3 个月者，肩关节活动范围有程度不同的受限，以外展、外旋及上举受限较明显。

患了肩袖损伤需做哪些检查

对肩袖断裂作出准确的临床诊断并非易事。对凡有外伤史的肩前方疼痛伴大结节近侧肩峰下区域压痛的病人，都应考虑肩袖撕裂的可能性。再配合详细的体格检查及某些影像检查的辅助手段明确诊断。

1. 体格检查

体格检查很难确定具体哪块肌肉组织损伤而导致的疼痛，因为这些解剖结构非常相近。许多试验对于发现肩袖损伤比较敏感，但没有特异性。触诊作用有限，特别是肌肉发达的人或是重病病人，几乎不可能触及到肩袖损伤，弹响声和捻发音对于肩关节任何一种病理情况均没有特异性，这些声音的反射定位经常是不准确的。虽然体格检查对肩袖损伤不具有决定性，但它们是评估肩袖损伤的重要组成部分，有助于排除其他可能引起肩关节疼痛的潜在原因，比如颈椎病、骨性关节炎、肱二头肌肌腱炎等。以下一些体格检查与试验可能提示肩袖损伤的存在。

① 上举功能障碍：肩袖大型断裂者，主动肩上举及外展功能均受限。外展与前举范围均小于 45 度。但被动活动范围无明显受限。

② 臂坠落试验阳性：坠落征的目的是检查冈下肌的完整性，病人背对检查者取坐位，检查者在肩胛骨平面保持病人上肢前举 90 度，肘关节屈曲 90 度并最大程度外旋上肢。检查者放松腕部，要求病人主动维持肘关节位置，对此冈下肌起主要的维持作用。如果滞后或掉下，则为阳性。

③ 撞击试验阳性：患肩被动外展 30 度，前屈 15～20 度，向肩峰方向叩击尺骨鹰嘴，使大结节与肩峰穹之间发生撞击，肩峰下间隙出现明显疼痛为阳性。

④ 盂肱关节内摩擦音：盂肱关节在被动或主动运动中出现摩擦或砾轧音，常由肩袖断端瘢痕引起。少数病例在运动时可触及肩袖断端。

⑤ 疼痛弧征：患臂上举 60～120 度范围内出现疼痛为阳性。但仅对肩袖挫伤及部分撕裂的病人有一定诊断意义。

2. 仪器检查

凡有肩部外伤史，肩前方疼痛伴大结节近侧或肩峰下区域压痛的病人，若同时合并上述 2～5 项中任何一项特殊阳性体征者，都应考虑肩袖撕裂的可能性。若同时伴有肌肉萎缩或关节挛缩,则表示病变已进入后期阶段。对肩袖断裂可疑病例,应行患肩 X 线片、关节造影、CT 检查、磁共振成像、超声波检查及关节镜的检查,将有助于成立诊断。

① X 线平片:对该病诊断无特异性。肩袖断裂可促使肱骨头上移,使肩峰下间隙狭窄。肩峰下间隙小于 7 毫米,提示肩袖损伤,小于 5 毫米提示肩袖大范围撕裂。部分病例 X 线片可以显示出外生骨疣、肱骨大结节囊性变或者骨硬化、肩峰下硬化,这些征象都提示存在慢性的肩袖损伤。此外,X 线对是否存在肩峰位置异常,肩峰下关节面硬化、不规则,以及大结节异常等撞击征因素提供依据。在上举位摄取前后位 X 线片,可直接观察大结节与肩峰的相对关系。X 线平片检查还有助于排除和鉴别肩关节骨折、脱位及其他骨、关节疾患。

② 关节造影:过去一直沿用关节造影诊断肩袖全层损伤。将对比剂注入盂肱关节腔后,如果造影剂漏入肩峰下和三角肌中间的间隙,则提示肩袖全层撕裂。目前,随着 B 超及磁共振成像(MRI)检查的普及,如果不是别无选择,最好不要用该技术诊断肌腱病或者肩袖部分损伤。关节造影检查不能提供关于肩袖损伤程度及肩袖肌腱病变情况的信息。然而对于一些有 MRI 检查禁忌证的病例,如安装了心脏起搏器、脑动脉瘤夹、眼球内有金属的病人,或者最近安装了心脏支架的病人,关节造影还是比较有效的。关节造影与 MRI 结合可提高肩袖损伤修补术失败或者术后再撕裂诊断的准确性。

③ 超声诊断方法:超声诊断属于非侵入性诊断方法,简便、可靠,能重复检查。对肩关节损伤能做出清晰分辨。肩袖挫伤可见肩袖水肿、增厚。部分断裂则显示肩袖缺损或萎缩变薄。完全性断裂能显示断端及裂隙以及缺损的范

围。但其准确评估肩袖损伤部位及损伤程度存在困难，必须非常有经验的医生，才可获得肩袖病变良好的影像，目前不作为肩袖损伤的常规检查。

④ MRI：目前 MRI 检查最常用于评估肩袖病变情况。它能够十分准确地显示详细的肩袖解剖结构，包括肩袖撕裂大小和肩袖肌肉状态。特别是对于肩袖部分撕裂和肌腱病，MRI 可以提供非常清晰地图像。常规肩部 MRI 扫描包括以下几个方向：斜冠状位、斜矢状位和轴位。斜冠状位MRI 能有效辅助评估冈上肌腱和肌肉情况，能描绘出冈上肌回缩的程度及肌肉大小和质量。冈上肌脂肪性变和冈上肌隐窝提示慢性肌腱病变。通过分析 MRI 图像序列可以判断冈上肌在前后方向上的撕裂程度。斜矢状位图像可以显示冈上肌前后方向的撕裂程度和所有肩袖肌肉质量。轴位图像可以显示肱二头肌腱和肩胛下肌及冈下肌肌组织和腱组织情况。MRI 的一个潜在的不足是很有可能出现假阳性影像，因此 MRI 检查应该与临床发现相结合。

⑤ 关节镜检查：肩关节镜技术是一种微创性检查方法，一般用于疑诊为肩袖损伤、盂唇病变、肱二头肌长头腱止点撕裂（SLAP）病变以及盂肱关节不稳定的病例。肩袖损伤的关节镜诊断通常采用侧卧上肢外展 70 度牵引位或半坐卧位（沙滩椅位）。由后方入路，以肩峰后外侧角顶点下2~3厘米处为入口，以喙突尖为标志，经冈下肌与小圆肌之间插入关节镜，并在关节镜引导下由前方插入排水导针。内镜于关节腔内观察的顺序依次为，关节前方：包括肩盂、前缘盂唇、前下缘、盂肱韧带、肩胛下肌腱和冈上肌腱，以及肩袖间隙；上方：冈上肌腱及其大结节近侧止点，肱二头肌长头腱及其肩盂上粗隆起点与周围盂唇（对于肩胛下肌的损伤，关节镜宜由前方入路进行观察）；后方：肱骨头关节面

及头后上方,以及肩盂下后方与盂唇。必要时可从肩峰下间隙插入内镜,观察肩袖滑囊面有否损伤或部分性肌腱断裂,同时可以观察肩峰下面是否存在骨赘或其他撞击性因素。在内镜观察的同时做盂肱关节不同方向的推拉、牵引,可以了解关节的稳定性。

肩袖损伤病人应掌握
哪些基础医学知识

1. 肩袖的解剖知识

肩袖又名"肌腱袖",系由冈上肌、冈下肌、小圆肌和肩胛下肌所组成(图2)。肩袖与关节囊紧密相连,四肌腱以扁宽的腱膜牢固地附着在关节囊的外侧和外科颈。在前方为肩胛下肌腱,上方为冈上肌腱,后方及下方为冈下肌腱和小圆肌腱,肩袖的主要作用是悬吊肱骨头协助三角肌外展肩关节。冈下肌及小圆肌收缩时肱骨外旋,肩胛下肌收缩时肱骨内收内旋。在上臂外展过程中,使肱骨头向关节盂方向拉紧,维持肱骨头与关节盂的正常支点关节。肩袖损

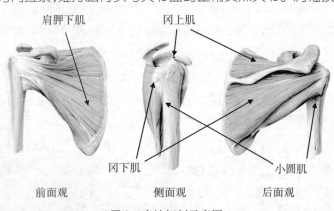

肩胛下肌　　　　　冈上肌

冈下肌　　　　　小圆肌

前面观　　　　侧面观　　　　后面观

图2　肩袖解剖示意图

伤可造成习惯性肩关节脱位并严重影响上肢外展功能。

① 冈上肌:位于肩胛骨冈上窝内,相当厚,呈圆锥形,为斜方肌所覆盖,起于冈上窝骨面的内侧 1/3,肌束向外跨过肩关节上,移行为短而扁平的肌腱,止于肱骨大结节上部。支配冈上肌的神经为肩胛上神经,来源颈 5、6 脊髓神经。在上臂整个外展及屈曲动作中能协助三角肌发挥作用,将肱骨头稳定在关节盂内。冈上肌收缩时,可使臂外展约 15 度,与三角肌共同作用则可使臂外展至 90 度,与斜方肌、前锯肌等参与旋转肩胛骨,使上臂上举 180 度左右。

② 冈下肌:位于冈下窝并起于此窝的骨面,肌束向外跨过肩关节后方,止于肱骨大结节下部。冈下肌较厚,起于冈下窝的内侧半,一部分肌纤维固定于冈下筋膜,向上外移行为短而扁平的肌腱,止于肱骨大结节中部的小面。此肌包绕于冈下骨性纤维鞘中。该鞘由肩胛骨冈下窝及附着于它边缘的冈下筋膜所构成,远较冈上筋膜为厚,冈下肌能使下垂的上臂外旋。冈下肌为斜方肌及三角肌外缘所覆盖,检查时使盂肱关节外展并屈肘,以放松三角肌,检查者以拇、中指扪肩胛骨外侧缘,肩关节抗阻力外旋,两手指之间即可扪及冈下肌收缩。冈下肌的神经支配也是肩胛上神经,来源颈 5、6 脊髓神经。

③ 小圆肌:小圆肌起于肩胛骨的外侧缘中 1/3 处,在冈下肌之下,止于肱骨大结节最下的小面。小圆肌也包绕于冈下骨性纤维鞘中,但与冈下肌隔以菲薄筋膜层,冈下间隙肌肉前方的疏松蜂窝组织,在肩胛颈处相当发达,由此可与冈上间隙相交通。肌肉后方蜂窝组织在外侧沿肌腱走行,可通过不甚发达的冈下筋膜而与三角肌下间隙相交通。由腋神经支配,来源颈 5、6 脊髓神经。使臂旋外及内收,上臂外展时,外旋作用增大。

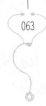

④ 肩胛下肌:位于并起自肩胛骨前面的骨面,肌束斜向外上,过肩关节之前,止于肱骨小结节。由肩胛下神经支配,来源颈5、6脊髓神经。使臂旋内及内收。

冈上肌、冈下肌、小圆肌与肩胛下肌共同组成肌腱帽(或称肩袖、旋转袖、腱板),它们的完整是盂肱关节稳定有力的保证。上臂运动时,冈上肌在上,冈下肌及小圆肌在后,肩胛下肌在前悬吊肱骨头,使其固定于关节盂,臂外展,肱骨头由关节盂下降时,冈上肌及肱二头肌长头由上方予以固定。冈下肌及小圆肌在外旋时收缩,肩胛下肌在内旋时收缩。冈上肌或肩胛下肌腱的抵止部分撕裂可使肌腱帽松弛,引起复发性肩关节脱位,如完全破裂,可使肩峰下囊与盂肱关节囊相通,引起肩峰下囊炎。

在组成肌腱帽的四肌中,冈上肌最易撕裂,因其位于肌腱帽的顶点,同时又位于肩峰及喙肩韧带之下,抬肩或外展时,经常引起摩擦。40岁后,冈上肌腱常发生退行性变,可能因肌腱过度使用而逐渐脆弱,也可能因为肌腱血供不良引起。冈上肌断裂可为部分性,或为完全性,而使盂肱关节腔与肩峰下囊相通,肌腱断端并可窜入关节腔中。冈上肌撕裂后,肱骨头失去支点,尽管三角肌收缩,只能将肱骨头拉向肩峰,肱骨固定于这个位置不能外展,病人虽极力耸肩,但外展最多只能达70度。如帮助病人使肩外展超过90度,臂又可继续上举。病人臂外展上举时,因失去冈上肌的作用,往往借助健侧上肢的帮助或向前弯腰,使患肢下垂外展至90度或先耸肩,旋转肩胛骨,然后扭身,使臂外展达90度后才能上举,这种扭转和旋转臂的动作,称为臂外展韵律紊乱。

肩袖损伤分为部分断裂与完全断裂,部分断裂又分为肩袖滑膜侧撕裂和肩袖滑囊侧撕裂。完全断裂分为横行破裂及纵行破裂,同时伴有冈上肌腱回缩及肩袖广泛撕脱。

2. 肩袖损伤有哪些病因

对肩袖损伤的病因有血运学说、退变学说、撞击学说及创伤学说4种主要论点。

① 退变学说:Yamanaka 通过尸检标本研究所描述的肌腱退变的组织病理表现为:肩袖内细胞变性,坏死,钙盐沉积,纤维蛋白样增厚,玻璃样变性,部分肌纤维断裂,有原纤维形成和胶原波浪状形态消失,小动脉细胞增殖,肌腱内软骨样细胞出现。正常的四层结构(固有肌腱,潮线,矿化的纤维软骨和骨)不规则或消失,或出现肉芽样变,这些变化在40岁以下的成人中很少见,但随年龄增长呈加重的趋势。

Uhtoff 等的研究表明,肌腱止点病变的病理特点:肌纤维在止点处排列紊乱,断裂以及有骨赘形成,肱骨头软骨边缘与冈上肌腱止点间的距离——袖沟的退变程度与袖沟宽度成正比,肌腱止点变性降低了肌腱的张力,成为肩袖断裂的重要原因。肌腱的退化变性,肌腱的部分断裂以及至完全性断裂在老年病人中是常见病因。

② 血运学说:Codman 最早描述的"危险区"位于冈上肌腱远端1厘米内,这一无血管区域是肩袖撕裂最常发生的部位,尸体标本的灌注研究都证实了危险区的存在,即滑囊面血供比关节面侧好,与关节面撕裂高于滑囊面侧相一致。Brooks 发现,冈下肌腱远端1.5厘米内也存在乏血管区,但冈上肌的撕裂发生率远高于冈下肌腱。因此,除了血供因素外,应当还存在其他因素。

③ 撞击学说:肩撞击征的概念首先由 Neer Ⅱ 于1972年提出,他认为肩袖损伤是由于肩峰下发生撞击所致,这种

撞击大多发生于肩峰前 1/3 部位和肩锁关节下面喙肩穹下方,Neer Ⅱ 依据撞击征发生的解剖部位而将其分为冈上肌腱出口撞击征和非出口部撞击征,他认为 95% 的肩袖断裂是由于撞击征引起,冈上肌腱在肩峰与大结节之间通过,肱二头肌长头腱位于冈上肌深面,越过肱骨头上方止于顶部或肩盂上粗隆,肩关节运动时,这两个肌腱在喙肩穹下往复移动,肩峰及肩峰下结构的退变或发育异常,或者因动力原因引起的盂肱关节不稳定,均可导致冈上肌腱,肱二头肌长头腱及肩峰下肌腱的撞击性损伤,早期为滑囊病变,中晚期出现肌腱的退化和断裂。

但一些临床研究表明,肩袖撕裂的病例中有相当一部分与肩峰下的撞击无关,而是单纯由于损伤或肌腱退化所致。此外,存在肩峰下撞击的解剖异常的病例也并非都会发生肩袖破裂。因此,肩峰下撞击征是肩袖损伤的一个重要病因,但不是唯一的因素。

④ 创伤学说:创伤作为肩袖损伤的重要病因已被广泛接受,劳动作业损伤,运动损伤及交通事故都是肩袖创伤的常见原因,Neviaser 等在 40 岁以上的病人中发现,凡发生盂肱关节前脱位者,若在复位之后患肩仍不能外展,则其肩袖损伤的发生率为 100%;在老年人中,未引起骨折或脱位的外伤也可以引起肩袖撕裂,任何移位的大结节骨折都存在肩袖撕脱性骨折,创伤可根据致伤暴力大小而分为重度暴力创伤与反复的微小创伤,后者在肩袖损伤中比前者更重要,日常生活活动或运动中的反复微小损伤造成肌腱内肌纤维的微断裂,这种微断裂若无足够的时间修复,将进一步发展为部分或全层肌腱撕裂,这种病理过程在从事投掷运动的职业运动员中较为常见。急性损伤常见的暴力作用形式有:a. 上臂受暴力直接牵拉,致冈上肌腱损伤。b. 上臂

受外力作用突然极度内收,使冈上肌腱受到过度牵拉。c.腋部在关节盂下方受到自下向上的对冲性损伤,使冈上肌腱受到相对牵拉,并在喙肩弓下受到冲击而致伤。d. 来自肩部外上方的直接暴力对肱骨上端产生向下的冲击力,使肩袖受到牵拉而发生损伤。此外,较少见的损伤有锐器刺伤及火器伤等。综上所述,肩袖损伤的内在因素是肩袖肌腱随增龄而出现的组织退化,以及其在解剖结构上存在乏血管区的固有弱点,而创伤与撞击则加速了肩袖退化和促成了断裂的发生,正如 Neviaser 强调指出的,4 种因素在不同程度上造成了肩袖的退变过程,没有一种因素能单独导致肩袖的损伤,其中的关键性因素应依据具体情况分析得出。

3. 肩袖损伤有哪些发病机制

该病多见于 40 岁以上病人,特别是重体力劳动者。伤前肩部无症状,伤后肩部有一时性疼痛,隔日疼痛加剧,持续 4~7 天。病人不能自动使用患肩,大结节与肩峰间压痛明显。肩袖完全断裂时,因丧失其对肱骨头的稳定作用,将严重影响肩关节外展功能。而部分撕裂时,病人仍能外展上臂,但有 60~120 度疼痛弧。早期肩袖损伤者,因肩部疼痛使病人不敢活动上肢。肩袖损伤按损伤程度可分为挫伤、不完全断裂及完全断裂 3 类(图 3)。

肩袖挫伤使肌腱充血、水肿乃至发生纤维变性,是一种可复性损伤。肌腱表面的肩峰下滑囊伴有相应的损伤性炎性反应,滑囊有渗出性改变。肩袖肌腱纤维的部分断裂可发生于冈上肌腱的关节面侧(下面)或滑囊面侧(上面),以及肌腱内部。不完全性断裂未获妥善处理或未能修复时常发展为完全性断裂。完全性断裂是肌腱全层断裂,使盂肱关节与肩峰下滑囊发生贯通性损伤。此种损伤多见于冈上

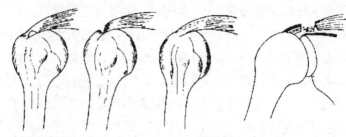

(1)深面断裂　(2)浅面断裂　(3)肌腱内肌纤维断裂

A. 肩袖不完全断裂　　　　　　　B. 肩袖完全断裂

图3　肩袖损伤示意图

肌腱,其次为肩胛下肌腱,小圆肌腱较少发生。冈上肌腱与肩胛下肌腱同时被累及者也不少见。

肌腱断裂后裂口方向与肌纤维方向垂直者,称为横形断裂;裂口方向与肌纤维方向一致者,称为纵形断裂。肩袖间隙的分裂也属于纵形断裂,是一种特殊的损伤类型。根据肌腱断裂的范围又可分为小型撕裂、大型撕裂与广泛撕裂3类。按Lyons的分类法:小型小于3厘米;中型为3~4厘米;大型为小于5厘米;超大型大于5厘米,并有2个肌腱被累及。笔者的分类法是,小型断裂:单一肌腱断裂范围小于肌腱横径1/2;大型断裂:单一肌腱断裂长度大于肌腱横径的1/2;广泛断裂:范围累及2个或2个以上的肩袖肌腱,伴有肩袖组织的退缩和缺损。

一般认为,3周以内的损伤属于新鲜损伤,3周以上的属于陈旧性损伤。新鲜肌腱断裂断端不整齐,肌肉水肿,组织松脆,盂肱关节腔内有渗出。陈旧性断裂断端已形成瘢痕,光滑圆钝,比较坚硬,关节腔内有少量纤维素样渗出物,大结节近侧的关节面裸区被血管翳或肉芽组织覆盖。

4. 肩袖损伤应怎样鉴别诊断

① 与肩周炎的鉴别:肩袖损伤和肩周炎都可能存在肩

关节的活动受限。但前者一般被动的活动范围大于主动活动范围;而后者主被动活动范围大致相同。肩周炎发病一般50岁左右,肩关节被动活动差,肩周压痛点广泛,X线片示肩关节间隙窄,骨质疏松,而肩袖损伤一般被动活动可,压痛点仅限于冈上肌及冈下肌止点。

② 与颈椎病的鉴别:颈椎痛压痛一般从颈部到胸部,呈放射,颈部影像检查有异常,而肩袖损伤压痛在冈上肌止点,疼痛仅限三角肌附近,胸部影像检查有异常。

③ 与四边孔综合征的鉴别:该病压痛主要在四边孔,肌肉萎缩只有三角肌,其他肌肉不受累,胸外侧皮肤感觉障碍,而肩袖损伤压痛点在大结节,肌肉萎缩主要是冈上肌和冈下肌。

④ 与肱二头肌长头肌腱炎的鉴别:肩袖病变的疼痛一般发生于肩关节的外侧,肱二头肌长头的病变的疼痛一般则发生于肩关节的前侧。压痛点主要在二头肌间沟,虽也会出现疼痛弧,但不典型,主要是上肢后背时疼痛较甚,二头肌间沟封闭可立即见效,而肩袖损伤压痛点在大结节,有典型疼痛,疼痛多在上举外旋时,大结节部位封闭可立即使疼痛减轻。进一步可以通过 Speed 试验和 Yergason 试验来鉴别,MRI 可帮助鉴别诊断。

⑤ 与肩锁关节病变的鉴别:肩锁关节病变是肩部疼痛和功能障碍的另一个主要原因。肩锁关节病变的疼痛多发生在肩关节最大上举,水平内收和屈曲内旋时。肩锁关节在上举时的疼痛发生在最大上举时,而肩峰下撞击在上举时的疼痛则发生于上举60~100度的范围内(痛弧)。肩关节撞击征的 Hawkins 试验是在屈曲位内旋肩关节来检查的,而在这一内收位置有时也会出现肩锁关节的疼痛,鉴别的方法是 O'Brien's 试验。因为后者为静态性的检查,一般

不会诱发撞击,因而此检查在肩锁关节病变为阳性,而在肩袖病变/肩关节撞击征则为阴性。

⑥ 与肩胛骨弹响的鉴别:在肩部上举时产生疼痛和绞锁感,会与肩袖撕裂的肩峰下弹响类似。后者可在肩部前屈或后伸位旋转时引出。肩关节弹响从肩胛骨上内侧角且有局部不适感,在固定肩关节而移动肩胛骨时引出。

医生对肩袖损伤会进行哪些治疗

肩袖损伤治疗方法的选择取决于肩袖损伤的类型以及损伤的时间。主要包括:保守治疗、切开手术治疗和关节镜微创治疗。

非手术方法用于肩袖挫伤、部分性肩袖断裂和完全性肩袖撕裂的急性期。但到目前为止,非手术治疗不全撕裂的结果不确定,因为目前还没有文献报道使用标准治疗、严格入组条件的、长期病人随访的结果。

肩袖撕裂外科治疗的首要目标是缓解疼痛,在这一点,手术的疗效明显并且确定。改善关节的活动功能是手术的次要目标,但意义重大。手术对肩关节功能的恢复,疗效不像对缓解疼痛那样确定。另外,功能恢复的程度取决于病人年龄、撕裂的大小和时间长短,以及术后康复训练。

① 肩袖挫伤的非手术治疗方法:包括休息、三角巾悬吊、制动 2~3 周,同时进行局部物理治疗。疼痛剧烈的病人可采用 1% 利多卡因加皮质激素作肩峰下间隙或盂肱关节腔内注射,有较好的止痛作用。疼痛减轻之后即开始做功能康复训练,包括活动的调整、拉伸和力量训练。

肩袖断裂急性期采用卧位,上肢零位牵引,持续 3 周,牵引同时作床旁物理治疗。2周后，每日间断解除牵引2~3次，行肩、肘部功能练习，防止关节僵硬；也可在卧床零位牵引1周后，改用零位肩人字石膏固定，便于下地活动。零位牵引有利于冈上肌腱在低张力下得到修复和愈合，去除牵引之后，也有助于利用肢体重力，促进关节功能的康复。

② 关节镜已广泛应用于肩袖损伤的治疗：关节镜可进行可靠的肩袖撕裂大小、肌腱质量、腱的活动性评估，以及缝合、放锚钉等操作。目前认为，关节镜辅助或关节镜下修复适用于部分肩袖撕裂和小到中等大小的全层撕裂。使用关节镜修复的优点有：首先，可以仔细检查肩袖与肩峰等解剖组织的关系，可正确评估肩袖损伤与肩峰撞击作用的关系，找到引起肩袖损伤的机制，这样不但可以建立准确的诊断，还可以根据这些情况选择正确的手术方法。其次，关节镜下可以同时处理关节镜下所见的肩袖合并伤。再次，关节镜下进行肩峰成形术创伤小、视野广，可保留三角肌在肩峰上附着点，及早地进行功能练习，有利于术后功能康复，尽管难度较大，有条件的情况下仍应尽量在关节镜下进行手术。

③ 切开修复术：以往对肩袖损伤的处理，一直是用切开手术的方法进行修复的，很多时候是与切开做肩峰成形术同时进行。切开手术创伤大，术中正常的肩部解剖结构和形态往往遭到破坏，不容易鉴别病损，所以有时手术缺乏针对性，影响术后治疗效果。手术治疗的适应证是肩袖大型撕裂，非手术治疗无效的肩袖撕裂，以及合并存在肩峰下撞击因素的病例。

经4~6周非手术治疗或零位牵引制动，肩袖急性炎症及水肿已消退，未能愈合的肌腱断端形成了坚强的瘢痕组织，有利于进行肌腱的修复和重建。

肩袖切开修复的手术方法很多,较常用的方法是Mclaughin 修复术(图4)。在外展位使袖肩近侧断端缝合固定于大结节近侧的皮质骨上或在肩袖原止点部位的大结节近侧制成骨髓,使肩袖近侧断端埋入并缝合固定于该槽内。此方法适应证广泛,适用于大型及广泛型的肩袖断裂。

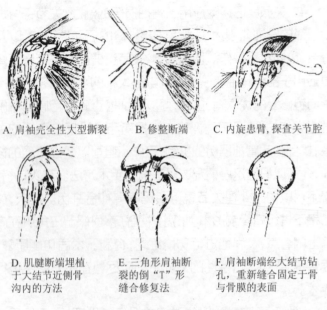

A. 肩袖完全性大型撕裂　　　B. 修整断端　　　C. 内旋患臂,探查关节腔

D. 肌腱断端埋植于大结节近侧骨沟内的方法　　　E. 三角形肩袖断裂的倒 "T" 形缝合修复法　　　F. 肩袖断端经大结节钻孔,重新缝合固定于骨与骨膜的表面

图4　Mclaughin 修复法示意图

为防止术后肩峰下间隙的撞击和粘连,肩袖修复的同时应切断喙肩韧带,并作肩峰前、外侧部分切除成形术。对有肩峰下间隙撞击综合征者,肩峰下间隙成形术(图5)是绝对手术指征。此手术的远期效果比较满意,关节功能康复程度高。

对于冈上肌腱和冈下肌腱广泛撕裂造成的肩袖缺损,也可把肩胛下肌上 2/3 自小结节附着部位游离,形成肩胛下肌肌瓣向上转移,覆盖固定于冈上肌腱和冈下肌腱的联

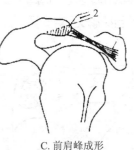

A. 切口　　　　　　B. 手术显露　　　　　　C. 前肩峰成形

　　　　　　　　　1. 肩峰；2. 喙肩韧带；　　1. 切断喙肩韧带；
　　　　　　　　　3. 喙突　　　　　　　　　　2. 切除肩峰前下部

图 5　前肩峰成形术

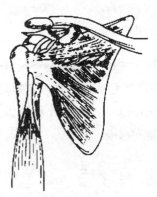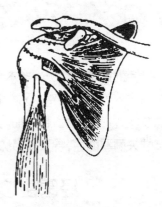

A. 上2/3肩胛下肌　　　　　　B. 用肩胛下肌肌腱覆盖，
　　切断形成肌腱　　　　　　　　修复冈上肌、冈下肌的缺损

图 6　肩胛下肌转移修复术（Neer 法）

合缺损部位（图 6）。此外，Debeyre 的冈上肌推移修复法
对冈上肌腱巨大缺损也是一种有效的手术治疗方法。即在
冈上窝游离冈上肌，保留肩胛上神经冈上肌支及伴行血管
束，将整块冈上肌向外侧推移，覆盖肌腱缺损部位，并使冈
上肌重新固定在冈上窝内（图 7）。对大型肩袖缺损还可以
利用合成织物移植进行修复。肩袖修复病人经过术后物理

疗法和康复训练,肩关节功能可以达到大部分恢复,疼痛能得到缓解,日常生活活动能够得到满足。

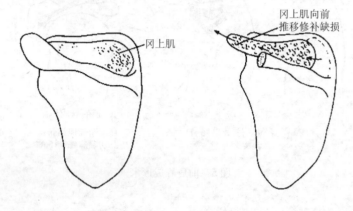

冈上肌向前推移修补缺损

冈上肌

图7 Debeyre 冈上肌推进修复法

准确诊断、早期处理、术后进行系统的康复治疗是取得满意疗效的基本条件。对肩袖损伤若不进行修复,顺其自然发展,则最终会引起肩袖性关节病,出现关节不稳定或继发性关节挛缩症,导致关节功能的病残。

经医生诊断治疗后病人应怎样进行康复

肩袖损伤病人,无论手术或非手术治疗,其治疗后的康复过程是非常重要的,甚至直接决定了医生治疗的效果。早期康复训练至少在以下4个方面对肩袖损伤病人起到重要作用:

① 早期开始康复训练能有效降低创伤性肩袖损伤病人疼痛:肩关节结构特征是多轴、相连骨关节面大小相差较大、关节囊薄而松弛、韧带少而弱,这种结构使肩关节具有

很大的灵活性，但稳定性差、易受伤。肩关节疼痛是该病早期的主要症状，以夜间为甚，疼痛分布于肩前方及三角肌区域，功能恢复的关键是运动，而阻碍运动的主要因素是疼痛，疼痛及肩关节的长期制动是影响肩关节功能康复的主要因素。肩关节周围附着肌腱较多，而肌腱处神经末梢丰富、血管少、血液循环差，故患处疼痛剧烈，病人多由于疼痛而害怕活动，长时间的关节和肌肉活动被限制，可致炎性代谢产物吸收缓慢，久之则形成粘连、肌腱挛缩，造成肌肉废用性萎缩，关节活动度和牢固性改变造成关节活动受限。

② 早期开始康复训练能有效提高创伤性肩袖损伤病人日常生活活动能力：成熟关节软骨的营养全部来自滑液，运动可使关节软骨交替地受压和减压，使软骨的基质液交替地挤出及吸收，从而与关节滑液进行交换，促进关节液的更新与流转，对保持关节软骨的营养，排除其代谢产物极为重要。在持续的制动，特别是在强制的特殊姿势体位制动时，接触区软骨持续受压，其基质液被挤出后无法吸入，关节内压力的改变影响了关节液对软骨细胞的直接营养作用，可加速软骨变化，产生所谓压迫性坏死，从而影响关节的活动度及关节的日常生活活动能力。有研究表明，关节固定4天在组织学上就可见挛缩现象，正常关节固定4周可致关节活动度降低或丧失，损伤的关节固定2周活动度开始降低，固定40天以上恢复缓慢。早期的康复锻炼有利于肩关节功能恢复。

③ 早期开始康复训练能有效提高创伤性肩袖损伤病人关节活动度。术后肩关节的早期活动有助于恢复肩关节的正常力学机制。活动可促使软组织代谢功能旺盛，改善组织营养，增加肌力，改善韧带关节囊的弹性，促进病变部位水肿和各种代谢产物的吸收，改善组织缺血缺氧状态，从

而修复损伤的组织。同时关节运动能牵拉关节囊及韧带，防止其缩短并能促进关节内滑液的分泌与循环，可防止或减轻关节内粘连，利于恢复关节活动度。

④ 早期开始康复训练能有效提高创伤性肩袖损伤病人肌力恢复：肢体被固定时，肌肉主动收缩停止，反射引起的肌收缩也大大减少，神经的运动冲动减少可能使神经轴索流减慢，损害神经的营养作用，结果影响肌肉代谢，引起肌肉萎缩。

康复训练的基础是重建正常的肌肉平衡和肩关节肩胛骨周围的力偶，保证整个运动链的增强。

重点练习 3 组肌肉：

压迫肱骨头的肌肉——肩胛下肌、冈下肌和小圆肌；

稳定肩胛骨的肌肉——斜方肌、前锯肌和菱形肌；

维持肱骨位置的主要肌肉——三角肌、胸大肌和背阔肌。

具体方式如下：

① 对非手术治疗病人：经过早期合理治疗，待其疼痛减轻之后，约 3 周，即开始做功能康复训练，包括活动的调整、拉伸和力量训练。具体如下：a. 康复训练：避免引起疼痛的动作，在无痛范围内进行肩关节各个方向的被动活动，增强肩胛骨的稳定性和三角肌的力量。先被动上举，随后练习侧方外展、上举，外展、上举无痛且达到最大上举范围后，开始做增强肌力训练，先助力活动、再主动运动。如肩梯及肩关节训练器辅助训练、日常生活活动无痛范围内训练，15~20 遍/次，2~3 次/日。肌力训练应坚持多重复、低负荷和循序渐进的原则. 逐步行负重上举训练、投掷训练、技巧训练及姿势矫正。30~60 分钟/次，2~3 次/日。3 个月内避免提举重物和攀缘等动作。b. 理疗：用红外线、药

透、微波、超短波治疗。20 分钟/次,2 次/日。c.关节松动:病人俯卧位。以掌压、拳压和掌揉等手法松解肩背部肌群,15~20 分钟/次,2 次/日。

② 对手术治疗病人:术后体位护理减低肩袖修补缝合口张力,使用颈腕吊带,在患侧腋下横放上肢抬高垫,使肩关节外展 60~80 度,前屈 20~30 度。24 小时后白天取下颈腕吊带进行功能锻炼,晚间入睡时仍应制动,维持至术后 2 周,即可去除颈腕吊带,开始全面功能锻炼,具体如下:

术后 2 周以内:指导病人做主动活动度训练:肘、腕关节和手,钟摆运动(术后 2 周内不要肩关节主动活动度训练)。a.开始肘腕关节和手的主动活动度训练。b.手臂钟摆运动。c.肩关节外展被动活动度训练(小于 90 度)。d.肩关节前屈被动活动度训练(小于 90 度)。

术后 2~4 周:术后 2~4 周被动活动度达到 130 度(术后 2~4 周内不要肩关节主动活动度训练)。a.外展被动活动度训练至肩关节平面。b.继续钟摆运动。c.冰敷每次 15~20 分钟,1~2 次/日。d.避免手臂内收至对侧,避免肩后伸。

术后 4~6 周:主动被动活动度进一步增大,开始力量训练。a.继续被动活动度训练。b.开始主动活动度训练,包括在肩关节平面以下前屈、外展,不负重内外旋,开始手臂过顶锻炼(有些病人主动活动度训练推迟至术后 6 周),以上训练最好在镜子前进行。c.不要上举重物。

术后 6~8 周:a.继续主动活动度训练。b.允许病人使用手臂进行日常活动,手臂在身体前面、肩关节平面以下。

术后 8~10 周:a.继续活动度训练。b.避免撞击。

术后 10~12 周,目标:12 周恢复完全活动度。a.90%活动度。b.继续力量训练,包括前锯肌、背阔肌和斜方肌。

肩关节不稳定

患了肩关节不稳定主要有哪些症状

肩盂周围损伤常会导致肩关节不稳定,1923 年,Bankart 最早使用肩关节不稳定(shoulder instability,SI)一词,并首次描述了复发性肩关节脱位后盂唇或关节囊自盂缘撕脱的现象,即 Bankart 损伤。传统的肩关节不稳定只表示前方或后方脱位。随着肩关节外科临床及基础研究的进展,SI 内涵逐渐扩大。Cofield 将 SI 定义为:创伤或非创伤引起的向前方、前下、下方、后下、后方及前上方单向或多向脱位、半脱位。患了肩关节不稳定,会出现以下症状:

① 反复脱位史:先天性或发育性肩关节不稳定在儿童或青少年时期即出现症状,埃勒斯-当洛斯(Ehlers-Danlo)综合征病人则可能有遗传史或阳性家族史,特发性肩关节松动症多见于 20 岁左右的青年,女性明显多于男性。外伤后复发性肩关节脱位及盂唇损伤多见于青壮年,且有急性外伤史,或上臂过头反复活动史,对青壮年因运动或作业损伤造成的肩关节半脱位也需除外肩袖损伤,对老年人损伤性盂肱关节不稳定也应考虑到在退变基础上发生肩袖破裂的可能性。

② 肩部疼痛:病人会出现肩关节疼痛不适,表现为肩部钝痛,在运动或负重时加重,关节失稳及弹响感;70%的病人自觉盂肱关节失稳及有弹响,常在上举或外展到某一角度时出现失稳感,并在负重时症状更明显,约半数以上病人有疲劳及乏力感,尤其是不能较长时间提举重物,约 1/3

病人有肩周围麻木及刺痛感。

③ 活动受限：患肩外展，外旋活动受限，部分肩关节不稳定病人出现内收，内旋活动受限。

在盂肱关节复发性前脱位，脱位发生时有典型的畸形及功能障碍等表现，在外旋，外展位后伸时易发生，且复位较易，但症状不如急性肩关节脱位明显。

④ 肩关节不稳定感：病人会出现肩关节"滑进滑出"不稳定感觉，有时仅表现为"肩峰撞击综合征"。

患了肩关节不稳定
需做哪些检查

根据症状和病史，再配合详细的体格检查及某些影像检查的辅助手段，不难作出诊断，并可以通过这些检查与肩部撞击症、肩袖损伤等疾病进行鉴别。

1. 体格检查

前方肩关节不稳定时，肩关节外展、外旋受限制，大结节及肱二头肌腱处压痛。后方肩关节不稳定时，肩关节内收、内旋受限。如检查发现掌指关节、远端指间关节、肘关节过伸分别超过 60 度、30 度和 5 度，腕关节掌屈拇指可触及前臂时，提示全身关节松弛，有助复发性肩关节半脱位及多方向关节不稳定诊断。

还可以进行以下试验来评估肩关节稳定性。常用于评估肩关节不稳定（SI）的试验包括：负荷试验、前后抽屉试验、凹陷征。以上 3 种主要用于了解肩关节的松弛程度。常用于评估肩关节不稳定的试验有：恐惧试验、复位试验、加强试验、撤力试验。急性肩关节不稳中恐惧试验大多阳性，方法是患臂外展 45 度并外旋，此时病人一般无任何恐惧感,当臂外展至90度并外旋,绝大多数病人感到肩后疼痛并有即将脱位的预感而产生恐惧,拒绝进一步外旋。

麻醉下体格检查被认为是最有效的非侵害性检查手段。适用于肌肉发达、症状典型,但体格检查及X线检查不能确诊者。Cofield检查55例肩关节不稳定病人,上臂分别置中立位、外旋位、内旋位,向前、后、前下、后下及下方推移肱骨头,如结果为阳性,则很可能存在肩关节不稳定,可继续行肩关节镜检查及治疗,所得结果与手术探查或关节镜检结果相对比,敏感性100%,特异性及可信性均为93%。但若结果为阴性,一般不需行肩关节镜检查。

2. 影像学及化验室检查

① X线检查:X线检查的目的在于明确是否伴随希-萨(Hill-Sachs)损伤及其大小、是否存在肩盂骨质的缺损、骨性Bankart损伤以及盂肱关节骨性关节炎的程度。

肩关节造影对诊断肩关节囊、盂唇及肩袖损伤有一定意义,目前常采用空气和造影剂做双重对比造影。如造影显示肩胛下滑囊、腋隐窝持续扩大提示关节囊松弛。肩关节注入造影剂后,向下牵引并内旋患臂,摄正位片,可见造影剂积聚于肱骨头上方形成"雪帽"征,这是肩关节不稳最典型的X线表现。Mink等发现,正常情况下盂唇前侧呈尖三角形,后侧呈圆形。如盂唇呈不规则形表示磨损;造影剂漏入盂唇表示Bankart损伤存在;盂唇缺如表示创伤性磨损或大块Bankart损伤伴移位。

② 计算机X射线断层扫描(CT)与计算机关节闪烁图(CTA):CT可以清晰显示Hill-Sachs损伤、盂缘骨软骨病变及关节内游离体。尤其对关节盂或肱骨头倾斜畸形、盂头大小比率的鉴别比普通X线片优越。CTA是关节造影与CT相结合的检查手段。可显示关节囊、盂唇、肱骨头及

肩袖病变。Ribbans 报道,63％老年肩关节不稳(ASI)病人CTA 显示肩袖损伤存在,但损伤的精确部位 CTA 很难确定,在这方面 CTA 没有 MRI 优越。

③ 磁共振成像(MRI):近年来,MRI 在 SI 及肩袖损伤的诊断中日趋重视。MRI 可显示盂唇撕裂、关节囊自盂部撕脱、盂肱韧带撕裂、肩胛下肌萎缩及肩袖撕裂,在这方面 MRI 比关节造影、CT、CTA 优越。MRI 可以确定肩袖裂程度、部位。强调肩袖损伤与冈上肌萎缩及肩峰、肩锁韧带退变有关,肩袖的退行性肌腱炎也可导致不同程度的肩关节不稳,MRI 的质子密度像对盂唇的不正常形态、盂唇撕裂信号改变,能显示得更加清楚。磁共振造影(MRA)可以清楚地显示盂肱韧带的结构完整性,诊断盂肱上、中、下韧带撕裂的敏感性分别为100％、89％和88％,特异性分别为94％、88％和100％。

④ 关节镜:关节镜下诊断:关节镜下检查是诊断肩关节不稳定的重要方法。可以直接观察到肩关节不稳关节内病理改变及脱位方向,有利于手术入路及方法选择。与麻醉下体格检查结合对病变轻微、难确诊的肩关节不稳有一定诊断价值。

 肩关节不稳定病人应掌握
哪些基础医学知识

1. 肩盂周围的解剖知识

① 盂唇:由致密的纤维组织构成三角结构,在肩盂与盂唇之间,存在由纤维软骨构成的移行区。上盂唇与肩盂结合松散,是肩盂关节面向上的动态延伸。下盂唇结合牢固。上盂唇与肱二头肌长头肌腱附着区结合紧密,此区域仅存在 5 毫米的隐窝,肩盂关节面在上盂唇下方延伸致此

隐窝。上盂唇还是肱盂上、中、下韧带的附着区。

② 肩盂周围韧带结构:盂肱韧带:为关节囊比较致密的部分,坚强关节囊的前部,起于肱骨解剖颈的前下部,向下向内,止于关节盂的盂上结节及关节盂唇,与肱二头肌相续,分为上、中、下肌束,称为盂肱上韧带、盂肱中韧带、盂肱下韧带。这些韧带仅能在囊内部看到,有约束盂肱关节外旋的作用。在上述 3 条韧带中,盂肱中韧带最为重要,位于关节囊的前下部,在肩胛下肌和肱三头肌长头起始部之间的裂隙中。该处构成腋隐窝。此韧带可以缺如,因而关节囊这部分变成薄弱点,容易与盂肱关节一起脱位。由于盂肱关节脱位经常发生于上肢外展及外旋时,所以肩胛下肌常为脱位的肱骨所撕裂,行经关节囊前下部内方的腋神经也经常遭受损伤。所有 3 条韧带在引起前方盂唇脱落及骨赘的产生上均起重要作用。

盂肱关节外展,并肱骨中立位时,盂肱上韧带以 30 度斜向外下方盂肱中韧带与关节盂平行走行,盂肱下韧带前束垂直走行;后束平行走行。肱骨内旋时,盂肱上韧带短缩,垂直走行,盂肱下韧带后束伸长,水平走行、肱骨外旋时,盂肱中韧带伸长,水平走行,与关节盂呈 45 度;盂肱下韧带前束伸长,与关节盂呈 30 度,后束则短缩,平行走行。盂肱关节外展 45 度,并肱骨中立位时,盂肱上、中韧带都稍拉长肱肚骨同时内旋时,两条韧带都短缩,垂直走行;肱骨同时外旋时,两条韧带均稍拉长,水平走行,位于肱骨头上方。盂肱关节外旋 90 度并肱骨中立位时,盂肱下、中韧带均缩短,肱骨同时内旋时,两韧带依然短缩,并垂直于关节盂横径;盂肱下韧带前、后束均稍拉长,交叉走行,肱骨同时外旋时,盂肱上、中韧带位于肱骨头上方,盂肱下韧带前束在肱骨头中线上方横行,后束则稍斜行,位于其下方。

盂肱关节外展45度时,所有关节囊韧带均处于最松弛的状态,关节上下活动范围最大、关节囊韧带交替松弛和紧张,出现负荷分摊。如上部韧带在内收位,下部韧带在外展位,可同时发挥稳定作用。需要重建关节稳定时,对关节囊韧带应避免过度重叠紧缩。

③ 盂肱关节与周围软组织的关系:盂肱关节由较大的肱骨头、较小的肩胛骨关节盂相关节,由较松弛富有弹性的关节囊构成,是受制约极小的杵臼关节。盂肱关节的稳定性主要依赖软组织结构的稳固(如前方的上、中、下盂肱韧带;上方的喙肱韧带和喙肩韧带等。肩胛下肌、冈上肌、冈下肌和小圆肌等旋转袖肌群制约着肱骨头的向前、向后和向下的移动)。因为盂肱关节的运动幅度大,又具有多方向运动等特点,所以也容易受到多方向的重力牵拉而导致软组织损伤。肩关节的韧带均小而窄,仅提供边缘稳定,其优点是允许最大活动范围,但不够坚强、特别是其前面,这正是肩关节容易发生前脱位的原因。

2. 肩关节不稳定有哪些发病因素

肩关节不稳定的发病原因有以下4种:a.创伤性:较大暴力,引起关节的脱位或者半脱位。b.反复肩部劳损或者用力不当:比如参加或从事水上运动、网球、羽毛球等肩部大范围运动的体育项目,以及某些职业因素等。肩关节创伤、劳损等都可以引起盂唇撕脱,关节囊撕裂、撕脱,甚至盂缘骨折,导致关节不稳定。c.无明显诱因:大约4%的肩关节不稳定是由关节囊广泛松弛所致,并无明确的外伤史。这类不稳定常为多向性,肌电图检查冈上肌活动水平增加,而三角肌、冈下肌、肩胛下肌活动水平下降。此外,肱骨头后倾减小、肩盂发育过小等骨骼因素,肩外展、外旋时,易向关节盂前侧脱出。d."精神型"关节不稳定:病人有意识地脱出关节,以吸引他人的注意力,应注意对这类病人精神状态的评估。

3. 肩关节不稳定好发于哪些人群

① 肩关节前脱位的人群:肩关节前脱位的病人通常会发展成慢性肩关节不稳定。这些病人发生脱位时支持肩关节的韧带被撕裂,如果这些韧带治愈后很松弛,那么肩关节将会再发生脱位和不稳定。年轻病人(不到35岁)通常是创伤性脱位,约占肩关节不稳定的80%。

② 肩部过头项目的运动员:完成包括过头运动的运动员可能会有一个松弛的肩关节或多个方向性上的不稳定,如排球、游泳、棒球运动项目,这些需要伸展肩关节囊和韧带,运动员可能会发展成慢性肩关节不稳定。虽然关节不会完全脱位,但是惧痛感或将要脱位的感觉会影响某些动作的顺利完成。

③ 有超生理活动范围肩的人群:某些结缔组织疾病病人关节松弛,在有关节松弛或存在超生理活动范围肩的人群中,他们的关节是最松弛的,这也可能会导致肩关节不稳定,甚至脱位。

4. 肩关节不稳定的分类

按发作频率分类可分为:急性不稳定,复发性不稳定和固定性不稳定。按病因分类可分为:创伤性,微创伤、非创伤性不稳定。按移位方向分类可分为:前方、后方、下方、多方向不稳定。按稳定程度分类可分为:半脱位,全脱位。

近年来,复发性肩关节半脱位及多方向关节不稳定引起人们广泛兴趣。Rockwood将前者分4类:Ⅰ.无脱位史的创伤性半脱位;Ⅱ.有脱位史的创伤性半脱位;Ⅲa.非创伤性随意性半脱位,伴有心理障碍;Ⅲb.非创伤性随意性半脱位,伴有心理障碍;Ⅳ.非随意性半脱位。肩关节多方向不稳定（MDI）多发于青年女性，分前下、后下及前后下3组，肩峰下撞击综合征（shoulder impingement syndrome）可以是 MDI 的首发症状。Cooper 统计了 38 例 MDI 病人，74%无严重创伤史，76%有全身韧带松弛，50%出现双侧肩不稳定。

Blazina 首次提出复发性短暂性半脱位概念。多发生于投掷、网球、游泳运动员，肩强力外旋、上举时出现剧烈疼痛、麻木、无力，并可感受到肱骨头滑动。

医生对肩关节不稳定病人会进行哪些治疗

1. 保守治疗

诊断一旦建立，即应建立长期康复训练计划。保守治疗主要是增强三角肌、肩袖及肩胛带肌肌力锻炼，同时，改变肩部活动方式，加强肩周稳定肌肉的肌力训练。肩周肌力协调性及耐力的训练，可以使肩部疼痛减轻，脱位次数减少，甚至消失。保守治疗非创伤性半脱位优良率为 80%，而治疗创伤性半脱位优良率仅 16%。

对于年轻的、运动员的以及创伤后的复发性肩脱位保守治疗效果不好，相反对于老年的、非运动员的以及非创伤后的复发性肩关节脱位保守治疗有一定的疗效。

2. 手术治疗

经保守治疗无效时，切开手术是治疗肩关节不稳定的经典治疗方法。近年来，在关节镜下手术治疗复发性肩关节脱位得到了迅速的发展。

1）切开手术治疗

① 手术方法：切开手术的方法很多，大致可分为非解

剖型的手术方法和解剖型的手术方法。前者包括 Bristow 法、Latarjet 法、Putti-Platt 法及 Magnuson-Stack 法等。Bristow 法是将喙突通过截骨劈开，一部分喙突连同其上附带的腱性组织移位至肩盂前下缘，并以螺丝钉固定。Putti-Platt 法是在肩胛下肌腱及深层的前方关节囊表面行纵向切口，然后将肌腱及关节囊重叠缝合以使前部结构明显紧缩。Magnuson-Stack 法则是将肩胛下肌腱的止点自小结节表面移至大结节表面，其目的同样是使前部结构紧缩。前方结构紧缩的术式均未处理导致肩关节前方不稳定病理改变，术后肩关节旋转、后伸活动明显受限。除了明显影响患肢日常生活及体育活动的能力，还可导致早期出现肩关节骨性关节炎。研究表明，前方结构紧缩后，肱骨头中心明显向后移位，造成肱骨头－肩盂接触面后移且面积减小。因此，在临床上可见到肩关节前方不稳定行前部结构紧缩后出现以肩盂后部为主的关节面的退行性变。目前已基本弃用此术式。

解剖型的手术方法的目的在于术中纠正任何可能导致肩关节不稳定解剖结构的异常。包括以下几种方法：

A. Bankart 修补术

Bankart 修补术要求将损伤的关节囊、盂唇缝回肩盂边缘，从而恢复正常的解剖结构。一般在肩盂前缘 2、4、6 点处（右肩）或 6、8、10 点处（左肩）打孔或以缝合锚重建关节囊和盂唇的止点。另一种固定方法是利用肩盂深方的经骨隧道过线在后方打结固定关节囊及盂唇，这样可以避免肩盂边缘骨折。若术中发现关节囊明显冗余，可行关节囊打褶后重建。术后即刻的关节被动外旋活动应达对侧外旋活动范围的一半。虽然巨大的 Hill-Sachs 损伤会使 Bankart 修补术后不稳定反复概率增高约 1 倍（由 3% 增至 6%），但通常不需要针对性的行骨块的移植、旋转截骨或前方关节囊的过度折叠。

B. 关节囊成形术

若术中未发现存在 Bankart 损伤，可行关节囊成形术。即将关节囊打褶后缝至前部盂唇。关节囊折叠的程度取决于麻醉下体检肱骨头移位程度、术中发现组织损伤的程度、病人的工作特点等因素。术者任何时候都不应通过过度紧缩前部关节囊，限制肩关节的外展活动来防止肩关节的再脱位。一般不将肩胛下肌腱的止点向外侧移位或行肩胛下肌腱打褶。

C. 关节囊紧缩移位术

如果关节囊冗余是造成肩关节脱位的主要原因，则可行关节囊紧缩移位术。Neer 和 Forster 在 1980 年时描述了一种关节囊移位的方法。以基底位于外侧的 T 形切口切开盂肱关节囊，将关节囊的下半向上方及外侧移位缝合，然后将关节囊的上半加强。Warner 等介绍了一种改良的方法。术中使患肢位于外展外旋位时，将下部关节囊向上移位缝合，使患肢位于内收内旋位时，将上部关节囊向下移位缝合。其目的在于尽量保留术后肩关节活动范围没有明显的减小。

② 切开手术治疗的术后效果：Gill 报道了 56 例肩关节不稳定行 Bankart 修补术后，平均 12 年的随访结果。其中52 例肩效果优良；55 例又重新开始从事术前所做工作。3例在术后 3 年后因为新的创伤导致肩关节脱位复发。54例表示如果出现肩关节脱位仍愿意接受 Bankart 修补术。Rowe 随访了 145 例病人。其中 97% 效果优良；3% 效果不好。69% 的病人恢复了完全的肩关节活动范围。只有2% 的病人发生了肩关节再脱位。但是对于存在巨大希-萨

（Hill-Sachs）损伤的病人，其中6%出现再脱位。

③ 切开手术治疗的术后并发症：切开手术治疗的并发症主要包括：a. 不稳定复发。b. 神经血管损伤。c. 术后肩关节运动受限。d. 与内固定物有关的并发症：关节碾杂音、内固定物移位。e. 术后肩关节疼痛。f. 肩关节力弱。g. 肩关节退行性改变等。

2）关节镜下治疗

Johnson 在 1982 年，首次利用金属 U 形钉在关节镜下实施了肩关节的稳定手术，但由于所用内固定物的问题较多，这一技术很快被放弃。1987 年，Morgan 等描述了关节镜下经肩盂下方打孔过线固定盂唇及关节囊的肩关节稳定手术，之后 Caspari 等对这一技术进行了一些改进。有许多文献对比了切开手术与早期关节镜下手术各自的优缺点，但大多数报道中该手术不能达到和切开手术一样的成功率。

Richmond 首先提出了应用缝合锚实施关节镜下的肩关节稳定手术。Wolf 和 Snyder 则开始尝试用可吸收的和不可吸收的缝合锚进行手术。这一技术的优点在于术中可以将关节囊韧带结构上移并保持适当的张力。一般术中首先评估关节囊、韧带复合体附着的牢固程度以明确它们是否移位及有无瘢痕形成，然后进行关节囊韧带等软组织的松解，建议一直向下方松解至肩盂 6 点处位置以利于后期的软组织的移位，然后进行肩盂的准备直至出现均匀的渗血。此后常规在 2 点、3 点及 5 点位的关节盂边缘处由下至上打入缝合锚，打入时必须注意缝合锚的位置及打入的角度。此后便需进行关节镜下的缝线操作，使缝合锚尾线穿过盂唇关节囊复合体后打结固定。术后需制动 3~4 周，以后开始严格指导下的康复锻炼。至术后 6 个月时可恢复体育活动。较早期的报道显示与切开手术相比,关节镜下应用缝合锚进行 Bankart 重建手术治疗复发性肩关节前脱位的疗效稍差,复发脱位率高于切开手术。但随着关节镜器械的发展和关节镜下手术操作技术不断完善,近 5 年的文献报道显示,关节镜下手术的结果已完全可以与切开手术媲美。Bacilla 等报道了一组 40 例年轻的运动员或工人以该方法治疗的效果。其术后复发率仅为 7%。Webert 发表了一项前瞻性的研究对比了这一方法与切开手术的疗效,40 例关节镜下应用缝合锚手术的病人的复发率为 8%,而 92 例切开手术的复发率为 2%。笔者认为,关节镜组的围手术期并发症率更低,术后外旋受限更小,病人术后恢复从事投掷运动的概率更大。

由于关节镜下手术具有对病人损伤小、病人肩关节功能恢复快等明显的优点,近 10 几年来,关节镜技术已广泛应用于复发性肩关节不稳定的诊断及治疗,并且随着关节镜器械的发展和关节镜下手术操作技术不断完善,其手术效果已可以与切开手术的效果相媲美。随着关节镜技术的不断完善,以往那些所谓的禁忌证都可以应用关节镜手术解决。关节镜下手术有严格的技术要求,手术效果与术者的技术直接相关。另外,术后的康复过程也很重要。由于关节镜术后病人所感到的不适一般比切开手术后的小,因此他们往往想加快康复的过程,但至少 3 周的术后制动是必须的,并且只有在肩关节完全恢复了活动的范围及肌力时才能重新从事体育运动,通常这需要 5~6 个月的时间。研究表明,对于从事接触性高强度体育运动的运动员,关节镜下稳定手术的术后复发率,较切开手术组更高。

关节镜下热缩成形术:用于处理复发性肩关节不稳定及多方向的不稳定中关节囊的松弛。术中应用激光或射频

探头传送能量,产热,最终导致关节囊的变性收缩。肩关节囊主要由Ⅰ型胶原纤维构成。分子生物学研究表明,这种纤维是一种规则的三螺旋结构。由于分子间及分子内连接维持一种规则的晶体状结构。当热能破坏了这些连接后,其分子生物学构型转变为一种随机的螺旋,从而导致关节囊的外形改变。

目前,关于热缩成形术的长期术后观察的报道较少,Hardy等报道18例肩关节前方复发性不稳定的病人,以缝合锚与激光热缩成形联合治疗,术后1年时没有复发。术后的并发症主要包括关节僵硬以及腋神经的热损伤。总之,关节囊的热缩成形作为一项新兴的较易实施的技术目前被广泛地应用,但对于它的效果现在仍缺乏可靠的大宗病历的报道。

经医生诊断治疗后
病人应怎样进行康复

1. 肩关节前不稳定开放性修复术后的康复

肩关节前不稳开放性修复术后康复分为6个阶段:

① 术后0~6周:术后将肩部至于功能位制动3周。在此期间仅允许肩部被动活动和腕、肘关节的主动活动。笔者对25例ASI前关节囊修复术后病人用肩支具固定制动3周,术后第二天进行每日两次肩部限制范围的运动训练,训练完毕再用支具固定。早期康复训练可缓解疼痛,减少术后并发症,病人全部恢复全活动范围,恢复工作和运动。McDermott等对100例病人(104个肩关节)在术后最少随访6个月后,对其肩关节功能的评估中认为,术后康复计划的实施应强调在术后16周内控制运动,会有助于肩

部完全恢复工作和运动。早期康复训练应注意限制外旋至中立位，水平外展至肩胛骨平面，保护前方关节囊，避免牵拉。

② 术后 6~10 周：术后 10 周以内通过主动或辅助主动活动增加外旋，此时外展为 0 度。

③ 术后 10~12 周：继续进行主动运动恢复前屈至 160 度，尽可能最大范围内旋和水平内收。外展达到 45 度。开始肩胛肌、背阔肌、肱二、肱三头肌抗阻力练习和抗阻力旋转练习。

④ 术后 12~20 周内恢复至最大活动范围：恢复肩关节的运动节律，关节活动可以向后方滑动。应该注意上肢所有肌力抗阻力练习均应该低于肩水平面，恢复肩耐力训练。

⑤ 术后 20~24 周：从中立位到外展位的肩袖抗阻力训练，进行肩胛稳定性和肩胛肌肌力训练，逐渐恢复上举与投掷训练，避免剧烈运动。

⑥ 术后 24~28 周：完成满活动范围训练和正常运动。

2. 盂肱关节前方不稳定的康复治疗

在肩关节损伤最初阶段制动 3~6 周。可用冰敷缓解水肿与疼痛。进行肘、腕关节屈伸及握力练习钟摆样和划圈样练习。6 周后开始三角肌和肩袖肌在肩胛骨平面等张收缩练习肩胛肌、背阔肌、肱二头肌和肱三头肌抗阻力练习。逐渐将水平面以下的主动活动恢复到最大范围，恢复肩胛与肱骨的运动节律，水平面以下的内外旋训练；在肩胛骨平面开始三角肌等张收缩训练。20 周后恢复所有平面最大肩关节活动范围，重视肩胛骨稳定性与肩胛肌、肩袖肌抗阻力练习和肌力耐力练习。24 周后对投掷运动者开始上举训练，本体感觉训练和肌肉耐力训练，逐渐恢复正常运动。Takwale 等报道,诊断为非随意肩关节不稳定的 50 例(58 个肩)的病人,被实施有详细说明的康复计划,分析相关的异常肌肉并给予肌肉再训练,平均持续 2 年,有 52 个肩治疗评分为好至很好,6 个肩关节治疗效果不佳;另外 9 例(12 个肩)原症状复发,提示 SI 所致症状妨碍正常运动,再选择手术,多数病人经肌力再训练能有效地控制症状。

3. 肩关节后方向不稳定的康复

非手术康复计划可以直接减轻疼痛和通过全面肩关节肌力强化训练方法增加其稳定,通常对反复发生后方不稳定半脱位会获得成功。早期手术处理可针对少数有高复发率风险、要从事竞争性比赛和首次创伤就有脱位的年轻运动员。肩后方不稳定术后前屈、外展位(无旋转)制动 3 周。第 3 周开始被动关节活动,活动范围不超过前屈 90 度,内旋及外展各 45 度,保护后关节囊不受牵拉。

4. 肩关节多方向不稳定(MDI)的康复

有关 MDI 的概念在 1980 年被提出,在此之前相关的康复治疗文献较少。其精确定义、分类、病因和最佳治疗方案都仍难以确定。MDI 的临床问题较复杂,病人多有创伤史,主诉疼痛比不稳定更常见。有盂肱关节囊前、下、后方过度松弛和肩袖损伤,盂肱关节囊和肩袖间隙损伤,症状发生常常与创伤程度相关。部分病例伴有对侧肩关节松弛,但无症状。原因包括肌力隐匿性降低,抑或肩袖与肩胛稳定性肌肉的神经肌肉运动的协调性改变,本体感觉减退等。通常认为由于 MDI 的病因显示肩多方向不稳定的解剖学与生物力学异常,康复治疗所针对的主要是其生物力学因素,即依赖于肩部多骨骼的构建特点:来自肩关节盂缘的深部的压力、肩部韧带的稳定性等。首先是盂肱韧带复合体下方和关节囊上方结构,肌肉控制力度,尤其是重视肩胛骨的稳定性,推荐渐进性肩袖强化训练和肩胛稳定性训练为治疗目标的康复方法。Tillander 等评价 35 例肩多方向高度松弛(MDH)的病例康复治疗结果:MDI 伴有疼痛时,治疗较困难;MDI 合并不稳定的病人,通过康复训练仅能缓解症状;以不稳定为主要症状者则首选手术;MDI 和无创伤史的肩关节不稳定(SI)病人应首选保守治疗。大多数病人可以通过康复教育、关节周围组织强化训练和纠正病人的不良习惯而获得康复治疗的成功。保守治疗大于 6 个月无效则考虑手术重建。

肩部撞击综合征

患了肩部撞击综合征主要有哪些症状

肩峰下撞击综合征为肩部上举时肱骨大结节与喙肩弓间慢性、反复、多次、微小的撞击伤,导致肩袖炎症及退变,甚至撕裂,引起肩部疼痛与无力。肩峰下撞击综合征及其导致的肩峰下滑囊炎、肌腱炎等在成年人中经常能发现,40岁以上的肩痛病人中,肩袖撕裂是肩痛的常见原因。最近,Morrison 等则更具体地把肩峰下撞击综合征分为撞击综合征、肩袖肌腱炎和肩袖综合征。

疼痛特点:此症肩部疼痛,以肩峰周围为主,夜间较重,患肢无力,活动受限,上臂外展到 70 度时明显疼痛,感觉被"卡"住。特点:肩关节开始外展时无疼痛,到达 60 度开始疼痛,超过 120 度疼痛又消失,被动活动时减轻或消失。因此,肩峰下撞击综合征也叫肩关节撞击综合征,最常见的是由位于肩峰、喙肩韧带和肱骨头间的软组织与肩峰、喙肩韧带碰击,造成这些软组织发生无菌性炎症并引起疼痛,有时甚至发生嵌顿。构成本综合征的疾病,包括肩峰下滑囊炎,冈上肌腱炎,冈上肌钙化性肌腱炎,肱二头肌长头腱鞘炎,肩袖退变撕裂等多种病理变化。

患了肩部撞击综合征
需做哪些检查

根据病史,体检不难作出诊断。此外还可通过以下辅助检查来区别肩部撞击症和肩袖损伤。

① 体格检查:详尽的体格检查是诊断的关键所在,检查不仅在病人就诊时进行,在病人手术前麻醉下也需要进行以便进一步明确诊断和疾病的严重程度。检查时需要患侧与健侧进行对比,用来确诊冻结肩,并可以在治疗前后进行对比,以了解治疗的效果。

肩部撞击综合征可有下列一些特殊体征。a. 肩前方慢性钝痛:在上举或外展活动时症状加重。b. 疼痛弧征:患臂上举60~120度范围出现疼痛或症状加重。疼痛弧征仅在部分病人中存在,而且有时与撞击征并无直接关系。c. 砾轧音:检查者用手握持患臂肩峰前、后缘,使上臂做内、外旋运动及前屈、后伸运动时可扪及砾轧声,用听诊器听诊更易闻及。明显的砾轧音多见于撞击综合征第二期,尤其是在伴有完全性肩袖断裂者。d. 肌力减弱:肌力明显减弱与广泛性肩袖撕裂的晚期撞击综合征密切相关。肩袖撕裂早期,肩的外展和外旋力量减弱,有时系疼痛所致。e. 撞击试验:检查者用手向下压迫病人患侧肩胛骨,并使患臂上举,如因肱骨大结节与肩峰撞击而出现疼痛,即为撞击试验阳性。一般认为,该试验对鉴别撞击综合征有很大的临床意义。f. 撞击注射试验:1%利多卡因10毫升沿肩峰下面注入肩峰下滑囊。若注射前、后均无肩关节运动障碍,注射后肩痛症状得到暂时性完全消失,则撞击综合征可以确立。如注射后疼痛仅有部分缓解,且仍存在关节功能障碍,则

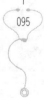

"冻结肩"的可能性较大。该方法对非撞击综合征引起的肩痛症可以做出鉴别。g. 肩肱节律异常:有大的肩袖撕裂者,病人不能外展上臂,而以耸肩来替代,此因肩袖组织不能稳定肱骨头,因此三角肌收缩时,肱骨头沿其纵轴向上,使肩胛骨在胸壁上抬起并旋转所致。h. 垂臂试验:在合并肩袖撕裂者中,部分病人不能主动上举或因疼痛上举后不能持住上肢出现垂臂试验阳性。i. 恐惧试验和再复位征:Jobe 提出的一种对年轻有撞击征病人用来判断是否为肱盂不稳定所致撞击的方法,于病人仰卧位,使肩外展 90 度,臂外旋超过 90 度时,由于肱骨头开始向前方半脱位,病人出现恐惧试验阳性,然后反向施压还位,病人恐惧减少或消失为再复位征。

② 辅助检查:A. X 线摄片:X 线摄片对第一期、第二期及第三期撞击综合征的诊断无特异性,但下列 X 线征象对肩峰下撞击综合征的诊断具有参考价值。a. 大结节骨疣形成。b. 肩峰过低及钩状肩峰。c. 肩峰下面致密变、不规则骨赘形成。d. 肩锁关节退变、增生,形成向下突起的骨赘,致使冈上肌出口狭窄。e. 肩峰 – 肱骨头间距(A-H 间距)缩小。正常为 1.2~1.5 厘米,小于 1.0 厘米应为狭窄,小于等于 0.5 厘米提示存在广泛性肩袖撕裂。f. 前肩峰或肩锁关节下方骨质的侵蚀、吸收;肱骨大结节脱钙、被侵蚀和吸收或发生骨的致密变。g. 肱骨大结节圆钝化,肱骨头关节面与大结节之间界线消失,肱骨头变形。

上述 a.~c. 点 X 线结合临床肩前痛症状和阳性撞击试验,应考虑撞击综合征存在。d.~g. 点 X 线征象属于撞击综合征晚期表现。

B. 肩关节造影:主要用于鉴别肩袖完全破裂,直接,可靠,应严格执行无菌操作。但造影是侵入性的诊断方法,对冈上肌以外的其他肌腱的肩袖撕裂和冈上肌前后的小撕裂

第一期，又称为水肿出血期：可发生于任何年龄。从事手臂上举过头的劳作，如板壁的油漆及装饰工作，以及从事体操、游泳、网球及棒球等运动项目而造成肩关节过度使用和发生累积性损伤是常见原因之一。此外，本期还包括一次性单纯的肩部损伤史，如躯体接触性剧烈运动或严重摔伤之后造成的冈上肌腱、肱二头肌长头肌腱和肩峰下滑囊的水肿与出血。此期虽因疼痛而致肌力减弱，但并无肩袖撕裂的一些典型症状，检查不易发现疼痛弧征症状、砾轧音及慢性撞击试验呈阳性等体征。肩峰下注射利多卡因可使疼痛完全缓解。X线检查一般无异常发现，关节造影也不能发现肩袖破裂存在。

第二期，即慢性肌腱炎及滑囊纤维变形期：多见于中老年病人。肩峰下反复撞击使滑囊纤维化，囊壁增厚，肌腱反复损伤呈慢性肌腱炎，通常是纤维化与水肿并存。增厚的滑囊与肌腱占据了肩峰下间隙，使冈上肌出口相对狭窄，增加了撞击发生的机会和频率，疼痛症状发作可持续数天之久。在疼痛缓解期仍会感到肩部疲劳与不适，体格检查比较容易发现疼痛弧征和阳性撞击试验。若有肱二头肌长头肌腱炎存在，Yergason 征呈现阳性，肱二头肌长头肌腱后伸牵拉试验也可出现疼痛。肩峰下利多卡因注射试验可使疼痛得到暂时缓解。

利用 X 线摄片、肩关节造影及关节镜检查等方法，可以把撞击综合征第一期和第二期与肩袖钙盐沉积、肩袖破裂以及盂肱关节半脱位等病变作出鉴别。

第三期，即肌腱断裂期：主要病理变化是冈上肌腱、肱二头肌长头肌腱在反复损伤、退变的基础上发生肌腱的部分性或完全性断裂。肩袖出口部撞击征并发肩袖断裂的好发年龄在 50 岁以后。肌腱退变程度和修复能力与年龄因

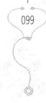

素有关。应当指出,并非所有的撞击综合征都会导致肩袖破裂,也不是所有的肩袖损伤皆因撞击综合征引起。撞击综合征造成的肩袖破裂,有外伤病史者仅占 1/2 左右,其中仅少数病人有较明显的外伤史,大多病例的致伤力实际上均小于造成肩袖完全断裂所需要的外力,说明肌腱本身退变因素的重要性。因而肩部撞击症只是导致肩袖损伤的一种形式,并且约有 50% 肩袖损伤病人无明显外伤史。在上肢外展位手掌撑地时骤然内收而发生,甚至在拣东西时或骤然抬臂时即可引起肩袖损伤。

③ 肩部撞击综合征的病因:对肩部撞击的产生机制一直存在争议,一种观点认为肩峰形态异常是造成肩部撞击的主要原因,持这种观点的代表人物是 Neer,他根据尸体解剖的结果得出肩峰存在 3 种不同解剖形态变异:扁平(Ⅰ型)、弯曲(Ⅱ型)及钩状(Ⅲ型),并指出其中肩袖损伤在钩型肩峰中的发生率更高。随后提出的喙肩弓退变说对其进行补充,喙肩弓由肩峰下缘、喙肩韧带和喙突组成,尸检、术中观察发现有肩袖撕裂者多有肩峰骨刺形成及喙肩韧带缩短、横断面积增大等肩峰下间隙减小的表现,并认为喙肩弓是发生撞击的主要部位。也有学者认为,肩峰下骨赘及喙肩韧带的退变既是导致肩峰下间隙狭窄的原因,也是撞击造成的结果。

目前较多研究结果发现,肩关节不稳和撞击综合征关系密切。这一发病机制主要见于长期进行过顶运动的人群,如投掷、游泳等运动员,由于关节反复处于活动度的极限状态,引起关节囊及支持韧带的松弛,导致关节不稳。在关节上下方向不稳和肩袖损伤时,上举、外展运动可出现肩峰下撞击;在关节前后方向不稳时,前屈内旋位肱骨头前方位移增加可引起喙突下撞击综合征。外展外旋位肱骨头向前移位可能导致内撞击。这种继发于关节不稳的撞击综合征被称为继发性撞击综合征。

与肩部撞击相关的机制还有肩袖过度使用学说、盂肱关节囊后壁挛缩或粘连及肩胛骨不稳等学说。这些研究结果从不同角度解释了肩部撞击发生的可能原因。总之，无论肩峰下间隙狭窄，或肩峰下间隙内内容物增大，只要肩峰下间隙内没有足够的空间，就会发生撞击，从而产生撞击综合征。

医生对肩部撞击综合征病人会进行哪些治疗

治疗包括保守治疗、推拿按摩、药物治疗、中医中药治疗、物理治疗、手术治疗等。

① 保守制动治疗：用三角巾或颈腕吊带固定。适用于急性期或急性发作期，病情较重，疼痛明显的病例。固定的目的在于使局部得以休息，有利于无菌性炎症的吸收。固定时间可根据病情轻重决定。对于肩袖断裂的病人，可采用外展臂胸石膏或外展支架将患肢固定在外展 90 度，前屈 30 度、外旋 30 度的位置上 4~6 周，这种体位可使断端靠近，有利于愈合。

② 推拿按摩：根据急慢性不同病期，病情轻重，选其所宜，辨证施治。急性期以轻手法为主；慢性期宜稍重，肩袖断裂者应慎用。

③ 药物治疗：可供选择的口服药物包括：a. 奈福泮（甲苯噁唑辛，平痛新）。b. 安络痛。c. 阿司匹林（乙酰水杨酸）。d. 吲哚美辛（消炎痛）。e. 布洛芬（异丁苯丙酸）。f. 布洛芬缓释胶囊（芬必得）。g. 氯唑沙宗。h. 双氯芬酸（扶

他林）。i. 美洛昔康（莫比可）。j. 塞来考昔（塞来昔布，西乐葆）。

常用外用药：a. 正红花油。b. 双氯芬酸（扶他林）。c. 骨友灵擦剂和肿痛灵酒。

④ 封闭治疗：痛点封闭：应根据病人的临床症状、局部压痛点来确定，一般压痛点大多在机械应力比较集中的部位。

⑤ 理疗方法：a. 温热疗法。b. 磁疗。c. 激光疗法。

⑥ 手术治疗：肩关节镜下的"肩峰下减压术"，是治疗肩峰下撞击综合征的有效手段，它是针对可能产生肩峰下撞击综合征的病变基础。A. 肩峰成形术：a. 建立手术入路：取肩峰下外侧入路将穿刺锥插入肩峰下间隙，穿刺锥在肩峰下间隙作由前向后的摆动，钝性分离肩峰下滑囊粘连。拔出穿刺锥并插入关节镜，镜头方向对准肩峰前外角。通常在肩峰下撞击综合征中，肩峰下间隙有大量充血、增生、粘连的滑囊，而且肩峰下滑囊很容易出血，使手术操作相当困难。肩峰成形术的手术入路主要有两个，肩峰下前方入路和肩峰下外侧入路，两个入路可以任意选择或配合使用，肩峰下外侧入路可能更方便手术操作。b. 清理肩峰下滑囊：从肩峰前外角开始，由前向后、从外向内，用射频汽化仪或刨削器清理肩峰下滑囊。没有经验的医生，不推荐使用刨削器清理滑囊，因为可能因出血造成视野模糊，导致手术失败。肩峰关节囊清理后，就可以观察到上方的肩峰和下方的肩袖组织。需要引起注意的是肩袖的肌肉肌腱结合处的滑囊结构血供异常丰富，因此应该首先清理肩峰下间隙的外侧，在关节镜监视下用射频汽化仪或在止血工具的配合下逐步向内侧推进。以始终保持术中良好的视野。有学者认为应该进行彻底的滑囊清理，包括肩峰下滑囊和前、

后、外侧滑囊。但也有很多人认为在提供肩峰下探查足够视野的前提下，只需清理充血、粘连的滑囊。实际上滑囊体积很大，关节镜下完全清理既费时也不必要。c. 肩峰下间隙的探查：完成有效的滑囊清理后，进行细致地探查。探针从工作入路进入：确定肩峰前缘和外缘；评估肩峰下骨赘；辨认喙肩韧带；判断肩袖结构的完整性；确定肩锁关节位置及有无明显导致肩峰下撞击的骨赘。d. 喙肩韧带的处理：肩峰下撞击综合征中常有喙肩韧带的瘢痕或增厚，肩峰下骨赘的生长多为喙肩韧带附着处，因此肩峰成形之前需先行喙肩韧带松解或离断术。目前的研究证明喙肩韧带对维持肩关节稳定有重要作用，因此建议沿喙肩韧带止点进行喙肩韧带的松解术。喙肩韧带切断仅适用于有严重肩峰下撞击综合征，且考虑喙肩韧带病变是导致肩峰下撞击综合征的病人。有明显盂肱关节不稳的病例，不能切断喙肩韧带，以免加重不稳。因此，如果注意到合并有轻度肩关节不稳，应该行保持韧带连续性的喙肩韧带松解术。喙肩韧带松解术可以用射频汽化仪或镜下电刀等工具，由后下向前上剥离喙肩韧带的肩峰止点，直至三角肌的肩峰止点。如果需要进行喙肩韧带离断，可以将喙肩韧带多段切开后刨除。需要注意的是在喙肩韧带松解或离断时，不要损伤三角肌纤维。e. 肩峰成形：所谓肩峰成形就是磨除肩峰前外缘的骨赘，或肩峰前外角的钩状结构，使肩峰下缘由后向前是一个平面，从而使肩峰前外角不会再与肱骨头发生撞击。关节镜下如何判断肩峰下骨赘的大小和区域，进而如何确定肩峰成形的范围，是肩峰成形术的关键步骤。将肩头对准肩峰前外角，肩头与肩峰外下缘保持平行，观察到的正常肩峰前下缘应该是平坦的；如果发现肩峰前下缘有骨赘形成或呈钩状向下，则需要进行肩峰成形术。肩峰下撞击综合征病例中,肩峰下缘常常由于反复的撞击导致纤维化或瘢痕形成,因而肩峰成形之前,最好使用射频汽化仪等工具,清理肩峰下缘的瘢痕组织,充分暴露肩峰下缘的骨性结构,这样既有利于判断成形的范围,也有利于骨性刨削器的有效成形。充分暴露肩峰下缘骨赘后,用骨性刨削器从肩峰前外角的外缘开始,向后向内磨除肩峰下骨赘,直至恢复肩峰下缘的平坦。肩峰成形去除的是肩峰前外侧,基底向前外的楔形骨质,内侧止于肩锁关节外侧,后方止于肩峰中部。向前下走行的前方骨赘与向后下走行的后方肩峰在肩峰中部形成移行区,打磨时需避免在此处产生凹陷。

B. 肩锁关节微创手术:肩锁关节退变是人体骨性关节炎的一部分,与年龄有高度的相关性。另外,重体力劳动是肩锁关节骨性关节炎的易患因素。严重的肩锁关节骨性关节炎可能引起局部疼痛,或者由于骨赘导致肩峰下间隙狭窄,引起肩峰下撞击综合征和肩袖损伤。因此,对于肩峰下撞击综合征的病例,术前除了评估喙肩弓,还需要重点评估肩锁关节。对于肩锁关节疼痛、保守治疗不能缓解,影像学证据证实肩锁关节严重退变和骨赘形成的病例,可以考虑行锁骨远端切除术。由于肩锁关节上方关节囊和上方肩锁韧带对于肩锁关节稳定具有重要意义,锁骨远端手术中一定要避免损伤肩锁关节上方的关节囊和肩锁韧带,以防导致术后肩锁关节不稳。

经医生诊断治疗后
病人应怎样进行康复

① 功能锻炼:功能锻炼是通过肢体的运动来防治某些损伤性疾病,以促进肢体功能恢复的一种方法。功能锻炼

可改善血液循环、促进淤血和水肿的消散吸收，能使关节盘得到滋养、防止肌肉萎缩、关节僵硬，利于功能的恢复；同时有促进全身气血运行、增强体质的作用，为临床治疗的基本方法之一，其对肩峰下撞击症的治疗，起着非常重要的作用，部分病人只进行功能锻炼便可痊愈。

② 护理方面：注意肩部皮肤的干净整洁，防止皮肤缺损，压疮等情况发生。术前健康教育十分必要，对病人的心理状态进行正确评估后，有针对性地向病人介绍手术方法、术前的准备过程、术后注意事项，以及功能锻炼的重要性，使他们树立自信心，自觉地配合医疗护理。手术前早、中、晚护理查房时指导并协助病人进行肩、肘、腕关节的被动和主动活动、操练钟摆运动，爬墙运动等，使病人掌握手法要领，为术后正确的功能训练作准备。术后，鼓励病人主动参与恢复性功能锻炼，及早恢复功能，回返社会。

③ 饮食方面：尽量平衡膳食，不食用刺激性食物，保持大便通畅。

④ 康复方面：在康复治疗期间，应避免引起肩部撞击的动作，如提举重物等。在治疗后期，应进行积极的功能锻炼，特别是肩关节活动范围受限者，可进行前后左右甩手。及摇肩，晃肩和摆肩等动作的练习，范围、幅度可由小到大。练功可松解肩部软组织的粘连和挛缩，防止发生冻结肩。

⑤ 随访告知：需要阅读关于肩关节保养指南和使用技巧手册，并掌握功能锻炼时可能出现的问题与解决方法。选择一些力所能及的全身运动，如长距离走步、跳绳等，按医生临床处方进行定期门诊随访，防止病情反复。

冈 上 肌 腱 炎

患了冈上肌腱炎主要有哪些症状

　　冈上肌腱炎在疾病的不同时期会有不同的症状表现，概括下来常见的症状主要有以下几种：

　　① 肩部酸胀感：冈上肌腱炎常以轻微损伤或累积性劳损居多，故初起病人常感肩部酸胀感及疲劳感，在肩外展及旋转时常有轻度针刺样感，无明显肌肉痉挛，肩关节活动不受限制。

　　② 疼痛：疼痛是冈上肌腱炎最常见的症状。早期表现病人肩部针刺样疼痛，且伴有放射状疼痛，其往往和病人运动范围及程度有关。早期疼痛时肩关节被动活动往往不受限制；而肩关节主动活动有一定范围的受限，称之为"痛弧"，即当上臂外展到60~120度范围时因冈上肌腱被挤压于肩峰与肱骨大结节之间而引起肩部剧烈的疼痛，超过120度范围后，则因冈上肌腱已越过肩峰而疼痛消失，但当自上举下放至120~60度时有重复出现肩部的剧烈疼痛，60度以下时疼痛消失。

　　③ 肩关节活动受限：肩关节活动受限是冈上肌腱炎的又一特征。一般肩关节的活动受限发生在疼痛症状明显后的3~4周内，早期的肩关节功能活动限制因素可能是疼痛、肌肉痉挛等。晚期的肩关节活动受限是由于关节囊及韧带等软组织的粘连、挛缩等因素引起的。随着病程的发展，疼痛虽然逐渐减轻，但关节活动受限的程度

却越来越重。肩关节活动受限一般以外展时较为明显，且出现较早。

④ 肌萎缩：早期冈上肌腱炎不会引起肌萎缩，往往在长期发作过程中，由于病人疼痛而减少关节活动，使得关节活动范围不断减少，致冈上肌、冈下肌以及三角肌出现不同程度肌萎缩。

⑤ 热痛：红肿热痛不是冈上肌腱炎常见症状，但在有些起病急的病人中可见，主要表现为肩部持续疼痛，休息无法缓解，局部出现压痛、红肿、皮温升高，甚至可伴有全身低热症状。

⑥ 失眠：失眠不是冈上肌腱炎的直接症状，往往是由于肩部疼痛剧烈且长期不能缓解所致。部分病人可出现彻夜失眠的严重情况。

患了冈上肌腱炎
需做哪些检查

前面说到冈上肌腱炎的一些症状，除了得到疼痛，活动受限等诸多临床表现外，我们还需要进行其他相关检查。这些检查包括体格检查和辅助检查。

1. 体格检查

通过主动活动和被动活动可以确定肩部的活动是否受限。肩部活动的检查应双侧同时进行，以资比较。如病人主动活动有困难，可做被动活动；如主动活动正常，则无须做被动活动。

① 肌力的检查：检查冈上肌肌力时，应该着重检查肩关节在肩胛骨平面的外展。我们通常所说的肩关节外展，指的是肩关节在人体冠状位的外展。而肩关节在冠状位外

展后,还有一个水平位的外展和内收动作。另外,肩胛骨并非和人体的冠状面平行,而是呈约30度夹角。

② 肩外展(冈上肌)肌力检查:落臂征检查者将病人肩关节外展至90度以上,嘱病人自行保持肩外展90~100度的位置,患肩无力坠落者为阳性。该试验对诊断冈上肌损伤具有高度的特异性,但阳性率不高,多见于冈上肌完全撕裂的病例。

Jobe试验/倒罐头试验,即肩关节水平位内收30度,冠状位外展80~90度,肩内旋、前臂旋前使拇指指尖向下,双侧同时抗阻力上抬。检查者于腕部施以向下的压力。病人感觉疼痛、无力者为阳性。

2. 辅助检查

辅助检查主要是指依靠现代化医疗设备,对肩部行影像学检查。包括利用现代化的内镜技术对冈上肌腱炎的检查诊断。其主要包括放射学检查,声学检查,MRI检查,神经肌电学检查以及关节镜的检查。

① 放射学检查:放射学检查主要是利用X线能使人体在荧屏上或胶片上形成影像来达到检查的目的。a. X线:X线是常规检查,通常X线检查无异常。但可排除其他病变。对于钙化性冈上肌腱炎,X线可在肱骨大结节附近可见有不同类型的钙化阴影。对于伴有撕裂或肩袖损伤的病人,在X线下行造影检查可在盂肱关节或肩峰下滑囊中发现冈上肌腱的破裂。b. CT:CT检查的原理同X线,但其比X线有更高密度的分辨率,不仅可以清晰显示异常骨性结构和肌腱钙化,还可以判断肩袖肌肉萎缩及脂肪浸润程度。如今CT检查可以重建肩关节的二维甚至三维结构,在CT扫描下,可用低浓度双重对比造影剂检查肩关节,其借助于CT薄层平扫有助于发现X线造影

所不能显示的前关节囊的弛张、盂唇剥离、冈上肌肌腱的隐形撕裂等微小病变。

② 声学检查：B 超是临床上应用最广泛和简便的一种。通过 B 超可获得人体内脏各器官的各种切面图形比较清晰。B 超检查的价格也比较便宜，又无不良反应，可反复检查。

B 超主要用来检查冈上肌肌腱的连续性以及其周围是否有水肿，以此来推断冈上肌肌腱是否完整，是否伴有炎症水肿。急性损伤时，肌腱组织内水肿，纤维组织密度降低，图像显示肌腱回声减低。慢性损伤时，肌腱内回声变得杂乱，出现局部强回声点或强回声带，此时尚可伴有肌腱内钙化，表现为肌腱内局部回声增强伴或不伴声影。

近年来的研究表明，超声对肩袖损伤包括冈上肌腱炎（撕裂）的诊断敏感性与特异性均可达 90％以上（以 MRI 或关节镜为标准）。由于超声具有快速准确、无创伤、价廉等优点，并能及时明确病变的部位和性质，在国内目前肩关节镜尚未普及和 MRI 价格太高的背景下，超声无疑可作为临床主要的一种辅助检查手段，为诊断提供重要依据。

③ 磁共振成像（MRI）：MRI 由于无创伤性、软组织分辨率高，具有多方位、多序列成像功能，可以清晰显示冈上肌腱形态、肌肉组织信号强度、大小体积以及肩关节韧带损伤、盂唇损伤、骨髓水肿、滑膜炎症、合并其他肌腱损伤等，已成为评估肩袖损伤后的冈上肌退变的常规检查。MRI 对肩袖破裂的诊断敏感度高达 100％，并可用来测定破裂的宽度及其回缩度。磁共振用于冈上肌肌腱的检查可发现肌腱的水肿、炎症、撕裂、断裂以及伴有的肩袖损伤。但 MRI 检查时间长，费用较贵。

④ 关节镜：主要是指应用关节镜技术，微创下进行关

节内检查。随着肩关节镜的不断发展,其镜下诊断治疗和修复效果已经可与切开手术相媲美,并且有创伤小,协助诊断,解除疼痛与功能受限,把握病情,为治疗方案的制订提供依据等优点。肩关节镜检查尚可切取活体组织进行病理检查。关节镜检查虽对肩关节疾病有较高的诊断价值,但属侵入性,有创性诊断方法,存在一定的局限性。

冈上肌腱炎病人应掌握哪些基础医学知识

① 为什么会发生冈上肌腱炎:冈上肌腱炎的发生有许多因素,根据多数的基础研究与临床观察认为,与以下因素有关:

冈上肌肌腱的受力磨损。冈上肌起于冈上窝,经肩盂上方向下呈90度附着于肱骨大结节。冈上肌在上臂的外展、上举的运动启动及稳定肩肱关节方面都有着重要的作用。以肱骨头中心点作为上臂外展运动的旋转轴心,因冈上肌的力臂短,使臂外展和上举均需作大量的功,故冈上肌腱容易受力发生磨损损伤。在损伤的基础上,可引起肌腱局部无菌性炎症,进而使冈上肌腱组织退行性变、纤维化。a.滑囊炎:冈上肌周围有肩峰下滑囊、喙突下滑囊。这些滑囊容易受到外力的挤压、碰撞以及自身肌腱的磨损,使其润滑机制受到影响。因此也会发生慢性无菌性炎症。炎症进而扩散影响冈上肌,引起冈上肌及肌腱的无菌性炎症。b.肩袖损伤:冈上肌为肩袖的组成部分之一,当肩关节活动肩袖损伤时导致肩袖肌肉的损伤撕裂以及累积性疲劳变性。慢性无菌性炎症波及到冈上肌,引起冈上肌肌腱的变性,炎症改变。

② 冈上肌的解剖：冈上肌位于肩胛骨冈上窝内，相当厚，呈圆锥形，为斜方肌所覆盖，起于冈上窝骨面的内侧1/3，肌束向外跨过肩关节上，移行为短而扁平的肌腱肌束向外经肩峰和喙肩韧带的下方，跨越肩关节，其肌腱经肩胛骨关节盂上方向下呈90度附着于肱骨大结节的上部，与冈下肌、小圆肌和肩胛下肌的肌腱共同构成旋转肌腱袖。在冈上肌腱的上面，紧邻着肩胛下滑囊和三角肌下滑囊有两个重要的滑囊。支配冈上肌的神经为肩胛上神经，来源颈5、6脊髓神经。它在上臂整个外展及屈曲动作中能协助三角肌发挥作用，将肱骨头稳定在关节盂内。冈上肌收缩时，可使臂外展约15度，与三角肌共同作用可使臂外展至90度，与斜方肌、前锯肌等参与旋转肩胛骨，使上臂上举180度左右。

③ 冈上肌腱炎病理有哪些改变：冈上肌腱炎的病理变化比较复杂，最新的研究表明，其病理变化分为早期和晚期两个阶段。

冈上肌腱长期遭受摩擦、撞击和夹挤等因素导致局部无菌性炎症，早期的炎症病变部位发生在纤维性关节囊、肌腱和韧带。肌腱退行性变化，刺激肩峰下滑囊的底部，引起囊壁增厚、粘连。早期炎症反应还可致钙盐沉积发生在变性的腱纤维内，尤其是所受应力较大，容易变性的"危险区域"。初起病变位于腱纤维的中央，先有变性，尔后钙离子析出沉积，在钙盐沉积物周围组织出现炎症反应。如钙盐沉积物小而深埋在肌腱中央，不刺激滑囊时，可无临床症状，甚至数年不发觉。如钙盐沉积物明显增大，一可接触滑囊底部，二在上肢外展运动时可与喙肩弓碰撞，或被喙肩弓和肱骨头夹挤而产生疼痛。

晚期的病理变化，除冈上肌腱腱膜囊有严重挛缩外，肌腱还有纤维化、增厚，肩关节周围的其他软组织也受到波及,呈现普遍的胶原纤维退行性变,受累的组织都呈进行性的纤维化。最后,关节囊和周围的肌腱、韧带均发生粘连,关节腔内滑膜增厚,滑膜囊襞间隙闭锁。冈上肌腱因变性而短缩,限制盂肱关节的活动。对钙化性冈上肌腱炎,晚期钙盐沉积物可与腱纤维交织相融,使得冈上肌腱逐渐发生腱胶原变性,以致钙化。钙化的冈上肌腱变硬变脆,受力易发生断裂。

④ 冈上肌参与肩关节哪些运动:冈上肌主要参与肩关节外展的活动。肩关节外展的活动虽有强有力的三角肌完成,但需冈上肌协助,否则最初外展时,肱骨头将上升,顶于喙肩弓之下,而在外展90度以后,肱骨头易向下半脱位。臂外展时,尚同时伴有肩胛骨外旋,故外展可超过90度。在盂肱关节外展作用机制中,冈上肌从上方稳定肱骨头,冈下肌从下方牵拉使肱骨头下抑,肩胛下肌则从前面稳定肱骨头,与冈下肌平行,上述三肌共同作用可使三角肌在稳定状态下外展肩部。

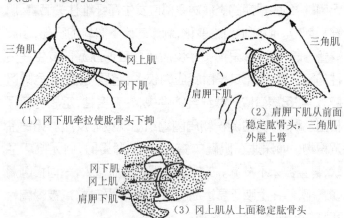

（1）冈下肌牵拉使肱骨头下抑

（2）肩胛下肌从前面稳定肱骨头,三角肌外展上臂

（3）冈上肌从上面稳定肱骨头

图9　冈上肌参与肩关节运动示意图

医生对冈上肌腱炎病人
会进行哪些治疗

　　冈上肌腱炎的治疗按照病理变化的不同时期可分为早期治疗和晚期治疗。按照治疗方法种类的不同可分为药物治疗、手术治疗、中医治疗等。在早期和晚期治疗中又可采用中医、西医等不同的治疗方法。

　　① 早期治疗：在冈上肌腱炎的早期，主要强调制动、对症治疗。因冈上肌腱炎早期多为无菌性炎症反应，故在急性期应减少患肩活动，避免肩关节外展外旋及提取重物等活动，以免引起疼痛加重和损伤。对疼痛剧烈者可口服消炎镇痛药缓解疼痛，如吲哚美辛（消炎痛）（每次 25 毫克，3~4 次/日）、吡罗昔康（炎痛喜康，每次 20 毫克，1 次/日）、肠溶阿司匹林（每次 0.3~0.9 克，3 次/日）。对于疼痛较为严重且已经影响生活时，可考虑选择应用肾上腺糖皮质激素局部封闭注射。

　　② 中医的早期治疗主要以活血通络，祛风除湿，散寒止痛为主。即缓解疼痛，松解粘连，促进损伤修复，延缓退行性变。主要有以下几种：a. 冈上肌肌腱炎的按摩治疗。b. 冈上肌肌腱炎的针灸疗法：常用穴位：天宗、曲池、肩井、肩髃、肩贞、压痛点等。用泻法，以疏风通络，温经散寒为治疗原则。手法以提插捻转为主，以肩臂酸痛胀麻为度。留针 20 分钟，可加艾灸。c. 冈上肌肌腱炎的中医封闭疗法：可选用当归注射液、黄瑞香注射液或复方丹参注射液。每次 2~4 毫升；或泼尼松龙（强的松龙）12.5~25 毫升加 2% 普鲁卡因 2~4 毫升做局部封闭。普鲁卡因等局部麻醉药物可以麻醉止痛，阻断疼痛刺激的传导，改善局部血液循环及

营养状况。d. 冈上肌肌腱炎的中医综合疗法：综合疗法就是将多种治疗方法组合起来进行治疗。如按摩配合针刺治疗冈上肌肌腱炎,用局部封闭配合中药热敷治疗钙化性冈上肌肌腱炎。用梅花针叩击加拔罐治疗冈上肌肌腱炎等。综合治疗具有将多种治疗方法相结合的优势,可以最大程度发挥不同方法的作用,对同一病症进行多方位的治疗,疗效要明显优于单纯的治疗方法。

③ 晚期治疗：晚期治疗主要是对于急性期钙质沉积范围较大或钙质较硬,采用局部封闭、冲洗、捣碎法等治疗；对慢性疼痛难忍,症状持久,反复发作者；对钙化块机械地影响肩关节运动并有疼痛者采取手术治疗,以最大程度缓解疼痛,改善关节功能为目的。

西医手术治疗：西医手术治疗方法分为切开治疗和关节镜治疗。a. 切开手术具体方法为：高位臂丛麻醉或全麻,病人取仰卧位,患肩垫高,上肢消毒后无菌包裹。一般采用肩前方三角肌、胸大肌间入路,在肩肱关节前上方进入。用手指钝性剥离三角肌下滑囊及肩峰下滑囊的粘连,切断喙肱韧带及喙肩韧带,探查冈上肌、肩胛下肌及肱二头肌长头腱,并且在直视条件下手法松解挛缩的肩关节囊,使肩关节活动范围恢复到与健侧相同。b. 肩关节镜手术具体方法为：铺设关节镜设备,通过肩部小切口,插入肩关节镜,在镜下观察肩峰下滑囊腔,对于钙化物应用刨削器彻底清理,对于伴有撕裂的,可在镜下完成撕裂修补；对于伴有肩峰下狭窄、肩峰撞击症状的,可在镜下行肩峰成形术。肩关节镜的所有操作均可在镜下进行,具有创伤小,诊断治疗明确,术后肿胀轻,肩关节运动功能恢复较快,住院时间短等诸多优点,因此在肩周炎外科手术中具有良好的前景。

经医生诊断治疗后
病人应怎样进行康复

① 心理康复：在了解冈上肌腱炎的发病过程、检查治疗后，应该从心理上意识到冈上肌腱炎是可以治疗康复的。对于重度的病人在经过药物、手术治疗后是可以缓解疼痛，改进功能，提高生活质量的。病人自身通过合理的功能锻炼也是可以恢复关节功能的。

② 物理康复：功能恢复锻炼是康复的主要治疗方法。在病变早期就应鼓励病人在不引起剧痛的范围内活动肩关节，如用手爬墙（摸高）、患臂内收后伸绕头练习、或拉滑轮、练保健棒等动作或器械锻炼，预防肩部肌肉萎缩及发展至冻结期。恢复期以肩关节活动度练习为主，辅以肌力练习。关节活动度练习可用木棒、木哑铃作摆动练习，使用体操棒、肩梯、肋木、高滑轮等作助力练习，也可进行肩内、外旋牵引。各种练习以不引起明显疼痛为度。要重视肩外展、外旋的活动范围，和肩带肌、三角肌的肌力的完全恢复。

③ 预防康复：冈上肌腱在肩关节外展过程中，始终承受较大的拉伸载荷。再加上冈上肌腱本身形态的变厚及乏血管区的存在，使冈上肌腱成为肩袖结构中最易发生损伤的结构。为防止冈上肌腱的病损以及延缓冈上肌腱炎的进展，应尽量减少肩关节突然、猛力、反复的肩关节外展活动。对于患有肩关节周围炎、肩袖损伤者，为减少机械性因素对冈上肌腱的磨损，我们建议应尽量减少肩关节外展角度超过 60 度的运动，以避免肱骨头、肩峰、喙肩韧带对冈上肌腱的撞击、挤压和摩擦，减缓病情的发展。康复过程中要积极预防进一步的损伤。避免不良姿势及合理适度的锻炼是冈

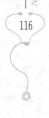

上肌腱炎的最好的康复方法。如打太极拳、做体操等。这是因为肩关节经常不断地锻炼，可使局部血液循环通畅，关节和韧带保持一定的活动范围，从而可以达到预防的目的，同时也提高了肩关节的活动能力和范围，达到最理想的康复。

肩袖钙化性肌腱炎

患了肩袖钙化性肌腱炎主要有哪些症状

钙化性肌腱炎指钙盐沉着于肌腱中，最常见于肩关节的肩袖肌腱，会引起肩部疼痛和僵直的一类疾病其具体发病机制尚未明了。钙化性肌腱炎并不一定会引起症状，出现疼痛时 1~4 周后大多可缓解。冈上肌位于肩袖中央，是肩部四周力量之汇集点，故肩袖的钙化多见于冈上肌腱，约占 90％。冈上肌腱钙化时，X 线片可见局部有钙化影。病理以钙盐在肌腱的反应性钙化，随着时间的推移，常发生钙化自发吸收，紧随其后的是肌腱愈合。在钙离子沉积阶段，病人也可以无痛苦或仅有轻度至中度的不适，但是当钙盐吸收时会出现剧痛。该病好发于 40~50 岁以上人群，尤以老年人常见。糖尿病病人的发病率较高。普遍认为属肌腱营养障碍致病。其发病率仅次于肱二头肌腱腱鞘炎，占肩部老年性软组织慢性疾病中的第二位。肩袖钙化性肌腱炎主要有以下的一些表现：

① 肩部疼痛：疼痛是钙化性肩袖肌腱炎的主要症状，在钙盐吸收阶段尤为显著，夜间可痛醒。症状轻重与病程持续时间长短存在明确的关联。中、老年人患钙化性肌腱炎常以轻微损伤或累积性劳损居多，初感患肩前上方疼痛、疲劳。疼痛可向斜方肌及上臂和前臂方向放射。臂外展上举达 70~110 度时引起剧痛，病人采取特定的方向和路线上举患臂以减轻疼痛，若超越此范围继续外展上举时则又

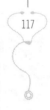

无疼痛。反之,上臂由外展上举位落下在 110～70 度时,又出现剧痛(图 10)。在亚急性或慢性阶段,病人自述疼痛或压痛。他们通常能自行定位最痛点。常见放射痛,三角肌附着点是放射痛的高发部位。疼痛常向臂部、颈部放射,臂部更常见。约 42.5% 的病人有牵掣痛。活动范围因疼痛而减少。病人不能卧向患侧,且常诉夜间疼痛加剧。当病史超过 3 个月以上,冈上肌、冈下肌及三角肌可出现不同程度的萎缩。

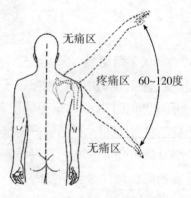

无痛区

疼痛区　60～120度

无痛区

图 10　疼痛弧

② 肩关节活动受限:肩关节活动范围因疼痛而减少。病人不能侧向患肩而卧,出现 70～110 度范围的外展功能受限。但无法以 3 种类型的疼痛弧综合征(后方、前方和上方)对这些疼痛进行分类。病人活动至此弧形范围时,引发疼痛。这可能是由于局部撞击引起,又反过来影响盂肱的互动。外展时钙化组织与喙肩韧带撞击可致疼痛。进一步的体检发现,长期存在症状的钙化性肌腱炎,冈上肌与冈下肌均有萎缩。急性期与慢性期交替出现,最终导致关节僵硬、锁定。

③ 红肿:尽管有报道说可见肩袖附着点附近局部红

肿，但是临床上不常见。

钙化性冈上肌腱炎之症状发生及严重程度取决于钙盐沉积物的位置、大小和张力，常慢性起病，也可因肩部过度用力或使用过度后诱发。事实上，亚急性期的钙盐形成阶段也被认知。就病程而言，剧痛不是疾病的开始。许多病人也许在急性起病前的数月或数年即知道钙盐沉积存在。早期钙盐沉积常为无症状的，及至剧痛出现意味着沉积物的崩溃。钙盐沉淀早于而非迟于钙化性关节周围炎的剧痛来袭。剧痛后常伴有沉淀物分解和逐渐消失。钙化早期常无任何症状，但消散时伴随剧痛。

临床表现取决于剧烈的症状。症状轻重与病程持续时间长短存在明确的关联。急性发作时症状可长达 2 周，亚急性期为 3~8 周，慢性期为 3 个月或更长的时间。也有报道表明，即使未经治疗，也有 1~2 周内症状自行消退的。众所周知，症状也可迅速转变。

肩袖钙化性肌腱炎可分为慢性、亚急性、急性 3 种类型。

① 慢性期：症状轻微，仅诉肩部酸胀感，在上臂外展和内旋位时有轻度针刺感，无肌痉挛，肩关节活动不受限制。慢性期可持续数年之久。一旦肩关节过多活动或受到创伤可引起亚急性或急性发作。

② 亚急性期：病人肩部针刺样疼痛逐渐加剧，疼痛可放射至三角肌止点、肩胛下角、颈枕部，甚至前臂、手指背侧，特别是拇指和示指，常在夜间疼痛加剧而不能入睡。病人为减轻肩痛而限制肩关节活动，使肩关节活动范围日渐减少，久之，有肌痉挛表现，冈上肌、冈下肌和三角肌呈现不同程度萎缩。以上症状可随着钙盐沉积物被吸收而转归缓解消失。

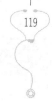

③ 急性期:发病突然,呈暴发型。有些病人不知以前患有肩部疾病,或在曾有过慢性或亚急性征候基础上突然发病。通常由过度劳累或创伤所促发。在急性期,疼痛剧烈,以致于病人拒绝移动肩部。这种剧痛可导致关节锁定,任何活动盂肱关节的尝试均为病人抵抗。病人常将上臂内旋以紧贴身体。肩部持续剧痛,局部红肿、皮温增高,肩关节活动可使疼痛加剧,旋转肌(冈上肌、冈下肌、肩胛下肌、小圆肌)明显痉挛,疼痛放射至三角肌止点,由于肩部剧痛影响睡眠,止痛药、镇静剂均不能达到止痛作用,甚者可造成彻夜难眠。急性期病程可持续1~2周,然后可自行逐渐减轻、消退。肌肉痉挛和肩关节功能障碍可持续数月后逐渐恢复正常。但可反复发病。

患了肩袖钙化性
肌腱炎需做哪些检查

肩袖的退行性病变可以伴有局部钙盐的沉积。尽管在X线检查上有明显的表现,但临床上该过程可能没有症状。有时钙化的物质会引起三角肌下滑囊的炎性改变,引发疼痛并导致严重的肩部活动受限,肩部有急性触痛,常常肿胀,触诊局部发热。需通过检查与急性感染或急性痛风进行鉴别。

1. 体格检查

详尽的体格检查是诊断肩袖钙化性肌腱炎的关键所在,检查不仅在病人就诊时进行,在病人手术前麻醉下也需要进行以便进一步明确诊断和疾病的严重程度。检查时需要患侧与健侧进行对比,用来确诊肩袖钙化性肌腱炎,并可以在治疗前后进行对比,以了解治疗的效果。

① 关节活动范围检查:肩袖钙化性肌腱炎是肩关节主动活动和被动活动在各方向均受限的疾病,尤其以疼痛弧为标志。检查盂肱关节活动时,要固定肩胛骨。病人双臂自然下垂贴近胸旁,屈肘 90 度,伸向前方。正常活动范围:前屈 70~90 度,后伸 45 度,内旋 70~90 度,外旋 40~90 度,内收 20~40 度,外展 90 度,被动外展上举 180 度。疼痛弧:臂外展上举达 70~110 度时引起剧痛,盂肱节律异常:上举时肱盂关节不动,只是肩胛骨做旋转运动,病人采取特定的方向和路线上举患臂以减轻疼痛,若超越此范围继续外展上举时则又无疼痛。反之,上臂由外展上举位落下在 110~70 度时,又出现剧痛。急性期病人因剧痛而不能进行任何方向的活动,久则关节肌肉萎缩,发生"冻结"。

利多卡因注射试验:先记录被动和主动的各方向活动度,然后肩关节腔内注射利多卡因,之后再次记录肩关节主动及被动各方向活动度,若活动时疼痛消失,即不存在疼痛弧,说明肩关节活动度的丧失主要因为钙化性肌腱炎,而不是因为滑囊及关节囊软组织挛缩导致。

② 压痛点:弥散性压痛是钙化性肌腱炎的特点。多数病人在肩关节周围大结节近侧或肩峰下间隙压痛可触到明显的压痛点,压痛点多在冈上肌腱、三角肌外侧、肩峰下滑囊、肱骨大结节处、冈上肌附着点均可有明显压痛。以肱骨大结节周围压痛明显。

③ 肌肉痉挛或萎缩:轻微的活动即可诱发肌肉痉挛。早期三角肌、冈上肌、冈下肌、小圆肌、肩胛下肌等肩周围肌肉可出现痉挛,晚期可发生废用性肌萎缩。

④ 惧痛体位:病人常采用以健侧手握住患侧上臂紧靠体侧的保护性强迫体位,因疼痛惧怕任何检查。

⑤ 肩部皮温增高肿胀:据报道,急性期剧痛时,钙盐沉

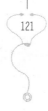

积处可发现局部肿胀,皮温增高。

⑥ 撞击征:上举内旋时可诱发剧痛。注意外展(需帮助)过程中产生的疼痛,如发生在 70~110 度之间时,提示肩峰处肩袖撞击。

⑦ 道巴恩(Dawbarn)征:上肢轻度外展时,压痛点在肩峰下可消失,为阳性。

⑧ 肩峰下间隙穿刺:于剧痛点,肩袖附着部可抽出乳白色液体。

2. 影像学及化验室检查

肩袖钙化性肌腱炎通过临床症状及体征不难判断,X线片检查可见大结节近侧或肩峰下有异常钙化影,呈斑点状或椭圆状。长期活动障碍所致的骨量减少,除此之外,影像学检查及实验室可能没有很多异常表现,但这些检查有利于与其他疾病进行鉴别诊断,并进一步判断肩痛及活动障碍的病因。

① 常规肩关节前后位、外旋位、肩胛位 X 线片检查:所有疑似肌腱钙化的病人,摄 X 线片是必须的。放射片评估可评估密度与长度的变化,故有利于随后进行体格检查。最初的摄片应包括:前后位(置于中立位,无内、外旋),冈上肌的沉积物于中立位可轻易发现。冈下肌的沉淀物则较少见。外旋位摄片可很好显示这些。肩胛骨位摄片有助于确定钙化物是否会导致撞击。进入滑液囊的钙化物显示为新月状,且延伸至大结节部,顺着滑液囊轮廓延伸(图 11)。钙化性肌腱炎的钙盐沉淀物局限于肌腱内部,不常沿骨干连贯生长,也不延伸入骨质。国外也有数例钙化组织延伸入骨的病例,钙盐沉淀靠近骨部必须与肌腱附着点处营养不良的斑片状钙化明确区分。

DePalma 和 Kruper 描述了两种影像分型:

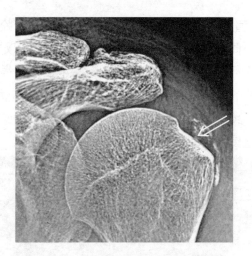

图 11　X线片示滑液囊处"新月状"钙化影

Ⅰ型外观呈蓬松的绒毛状,边界不清。此型较常见。上覆新月状纹提示沉积物破裂进入滑液囊,仅见于此型。

Ⅱ型钙化影均匀散在,密度一致,边界清晰。此型见于亚急性期。钙化可视同单一病损。

研究表明,存在急性疼痛者,沉积影密度更低,边缘不清。而慢性病例则正好相反,边界清楚且钙化物呈高密度影。急性病例放射顺序为:首先,绒毛状、边界不清的肌腱内沉积,随后钙化物仅在滑液囊沉积,最终,完全看不见钙化组织。尽管钙化物常在滑液囊及肌腱内出现,但是钙化物的确可迅速自滑液囊消散,肌腱内的阴影一段时间内依然隐约可见。在钙盐形成期或慢性阶段,沉淀物密度较高且均匀,边界清晰。在再吸收期或急性阶段,沉淀物呈绒毛状,如云状,边界不清,密度不规则。

采用关节退行性疾病的影像学依据来确诊此病通常仍有所欠缺。虽存不足,但却适用于大部分 40~50 岁年龄段的病人。在 60 岁年龄段的病人可见肩锁关节骨赘。

② 肩关节造影：关节造影时，沉积物与关节腔之间表现截然不同的。当疑存在撕裂时。X 线不仅可以对有无钙盐沉淀进行判断，还可对其位置、形态、密度进行很好的判断。此外，连续摄片还有助于判断疾病的进展状况（图12）。可以发现肩关节容积减小、腋囊减小或消失。但由于该法是侵入性的诊断方法，现在临床多不推荐。

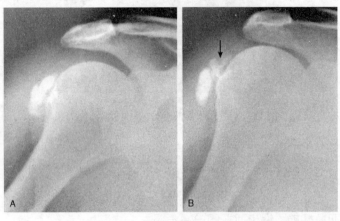

图 12   肩关节造影示钙盐沉积

③ MRI 检查：钙盐吸收阶段，在 X 线片上勉强可见（图13）。在这种情况下，X 线片（图 13）或超声波检查有助于确诊。在 MRI 影像中，钙化物在 T1 加权像表现为信号强度减低区，T2 加权像常表现为病灶周边信号增强区提示水肿。

④ 关节镜检查：单纯为了诊断而接受肩关节镜的检查的病人非常少见，一般都是同时进行关节镜检查和镜下治疗。在镜检当中，可见关节滑液囊钙盐沉积、增生充血，肩袖间隙、关节囊局灶性增厚挛缩，并可对发现的钙盐沉积物进行准确地定位和清除。

⑤ 超声波检查：超声图像表现为肌腱内部纤维状回声结构消失，局部肌腱增厚或弥散性增厚，局部低回声区，肌

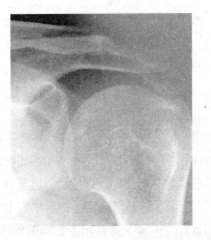

图13　X线片不能清楚显影钙盐吸收状况

腱边界不清，不规则，微小断裂及肌腱周围炎性水肿等。其中，纤维状回声消失，肌腱局部破坏、结构模糊是炎症和退行性变早期肌腱破坏的标志，肌腱内局限或弥散性低回声区与肌腱退行性变有关，肌腱增厚与炎症水肿有关。慢性肌腱炎常见肌腱边界不清，肌腱内钙化。正常纤维状结构消失可降低肌腱的抗拉力水平。

⑥　实验室检查：除了人类白细胞抗原 A1 亚型（HLA-A1）增高之外，其余多正常。有部分病人可能发现糖尿病或免疫性指标，如红细胞沉降率、C 反应蛋白等升高。钙、磷的血清水平在正常范围。碱性磷酸酶正常。糖尿病、尿酸水平增高、胆固醇增加。

肩袖钙化性肌腱炎病人
应掌握哪些基础医学知识

1. 肩袖的解剖知识

肩袖分布于肩关节周围，运动肩关节，均起自肩胛骨，止于肱骨。有冈上肌、冈下肌、小圆肌、肩胛下肌等（图9）。

① 冈上肌：位于肩胛骨冈上窝内，相当厚，呈圆锥形，为斜方肌所覆盖，起于冈上窝骨面的内侧 1/3，肌束向外跨过肩关节上，移行为短而扁平的肌腱，止于肱骨大结节上部。支配冈上肌的神经为肩胛上神经，来源于颈 5、6 脊髓神经。在上臂整个外展及屈曲动作中能协助三角肌发挥作用，将肱骨头稳定在关节盂内。冈上肌收缩时，可使臂外展约 15 度，与三角肌共同作用则可使臂外展至 90 度，与斜方肌、前距肌等参与旋转肩胛骨，使上臂上举约 180 度。

② 冈下肌：位于冈下窝并起于此窝的骨面，肌束向外跨过肩关节后方，止于肱骨大结节下部。冈下肌较厚，起于冈下窝的内侧半，一部分肌纤维固定于冈下筋膜，向上外移行为短而扁平的肌腱，止于肱骨大结节中部的小面。此肌包绕于冈下骨性纤维鞘中。该鞘由肩胛骨冈下窝及附着于它边缘的冈下筋膜所构成，远较冈上筋膜为厚，冈下肌能使下垂的上臂外旋。冈下肌为斜方肌及三角肌外缘所覆盖，检查时，使盂肱关节外展并屈肘，以放松三角肌，检查者以拇、中指扪肩胛骨外侧缘，肩关节抗阻力外旋，两手指之间即可扪及冈下肌收缩。冈下肌的神经支配也是肩胛上神经，来源于颈 5、6 脊髓神经。冈下肌作用是使臂外旋。

③ 小圆肌：小圆肌起于肩胛骨的外侧缘中 1/3 处，在冈下肌之下，止于肱骨大结节。小圆肌也包绕于冈下骨性纤维鞘中，但与冈下肌隔以菲薄筋膜层，冈下间隙肌肉前方的疏松蜂窝组织，在肩胛颈处相当发达，由此可与冈上间隙相交通。肌肉后方蜂窝组织在外侧沿肌腱走行，可通过不太发达的冈下筋膜而与三角肌下间隙相交通，由腋神经支配，来源于颈 5、6 脊髓神经。使臂旋外及内收，上臂外展时，外旋作用增大。

④ 肩胛下肌：位于并起自肩胛骨前面的骨面，肌束斜向外上，过肩关节之前，止于肱骨小结节。由肩胛下神经支配，来源于颈5、6脊髓神经。使臂旋内及内收。

⑤ 冈上肌、冈下肌、小圆肌与肩胛下肌共同组成肌腱帽（或称肩袖、旋转袖、腱板），它们的完整是盂肱关节稳定的有力保证。上臂运动时，冈上肌在上，冈下肌及小圆肌在后，肩胛下肌在前悬吊肱骨头，使其固定于关节盂，臂外展，肱骨头由关节盂下降时，冈上肌及肱二头肌长头由上方予以固定。冈下肌及小圆肌在旋时收缩，肩胛下肌在内旋时收缩。冈上肌或肩胛下肌腱的抵止部分撕裂可使肌腱帽松弛，引起复发性肩关节脱位，如完全破裂，则使肩峰下囊与盂肱关节囊相通，引起肩峰下囊炎（图14）。

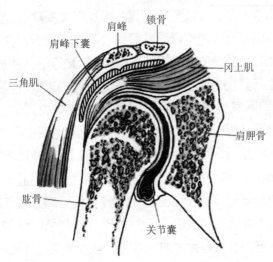

图14 肩峰下滑囊

在组成肌腱袖的四肌中，冈上肌最易撕裂，因其位于肩袖的顶点，同时又位于肩峰及喙肩韧带之下，抬肩或外展时，经常引起摩擦。40岁以后，冈上肌腱常发生退行性变。

可能因肌腱过度使用而逐渐脆弱,也可能因为肌腱血供不良引起。冈上肌断裂可为部分性或完全性,而使盂肱关节腔与肩峰下囊相通,肌腱断端可窜入关节腔中。冈上肌撕裂后,肱骨头失去支点,尽管三角肌收缩,只能将肱骨头拉向肩峰,肱骨固定于这个位置不能外展,病人虽极力耸肩,但外展最多只能达70度。如帮助病人使肩外展超过90度,臂又可继续上举。病人臂外展上举时,因失去冈上肌的作用,往往借助健侧上肢的帮助或向前弯腰。使患肢下垂外展至90度或先耸肩,旋转肩胛骨,然后扭身,使臂外展达90度后才能上举,这种扭转和旋转臂的动作,称为臂外展韵律紊乱。

2. 肩袖钙化性肌腱炎的病理生理知识

肩袖肌群,尤其是冈上肌腱,因长期遭受摩擦、撞击和夹挤等因素造成慢性累积性劳损及本身的腱退行性变化,刺激肩峰下滑囊的底部,引起囊壁增厚、粘连。钙盐沉积主要发生在变性的腱纤维内,尤其是所受应力较大,容易变性的"危险区域"。初起病变位于腱纤维的中央,先有变性,随后钙离子析出沉积,在钙盐沉积物周围组织出现炎症反应。如钙盐沉积物小而深埋在肌腱中央,不刺激滑囊时,可无临床症状,甚至数年不发觉。如钙盐沉积物明显增大,可接触滑囊底部,两者在上肢外展运动时可与肩喙弓碰撞,或被肩喙弓和肱骨头夹挤而产生疼痛。此时钙盐沉积物边缘清晰,中央发白,但无张力。滑囊底可增厚,甚至有绒毛,可有白色砂砾样物同变性腱组织结合,此阶段无急性症状,表现为上肢外展70~110度范围出现疼痛之肩痛弧综合征。如继发创伤即可表现为亚急性发作:滑囊底与钙盐沉积物紧密相贴,肿胀中心发白或黄色,密度如牙膏状,有的含有硬的砂砾样物。病程久者,钙盐沉积物可与腱纤维交织相融。急性发作时,钙盐沉积物内张力大,中心灰白,周围深红或紫色呈充血状,滑囊底紧贴钙盐沉积物,且滑囊壁变薄,切开后可见有牛奶样液体溢出。钙盐沉积物可自行穿破滑囊壁进入滑囊,此时滑囊内也有牛奶样液体,而非固体物质。症状严重程度取决于钙盐沉积物周围的炎症反应和其本身内在的张力大小,当钙盐沉积物自行穿破时,压力下降而使疼痛明显减轻。冈上肌腱长期遭受磨损、碰撞及夹挤发生退变,或大块钙盐沉积物浸润冈上肌腱,可导致肌腱断裂。

3. 患肩袖钙化性肌腱炎有哪些病因

上肢外展上举运动中,肩袖肌腱在肩峰—喙突形成的肩喙弓与肱骨头之间隙中滑动,容易受到肩峰喙突的摩擦,以及在肩喙弓下间隙内受肱骨头和肩峰、喙突间的撞击和夹挤造成冈上肌腱慢性劳损;或因冈上肌的力臂较短,在完成上肢外展上举运动中所做的功又较大,且又随年龄增大,长期反复受累造成冈上肌腱本身的退行性变化。由于冈上肌腱表面与肩峰之间为肩峰下滑囊,所以冈上肌腱炎和肩峰下滑囊炎两者往往同时并存,相互影响。多数肩峰下滑囊炎继发于冈上肌腱病变。

冈上肌腱钙化之确切病因和机制尚不清楚。目前临床研究认为,冈上肌腱在肱骨大结节止点近侧 1 厘米范围是该肌腱的乏血管区,血液供应最差,也是受到应力作用影响最大区域,常称为"危险区域"。当此"危险区域"发生肌腱变性、坏死、腱纤维断裂和修复过程中,局部出现酸性环境时,可有利于不定型的游离钙离子析出,并形成钙盐沉积于肌腱纤维内,造成钙化性冈上肌腱炎。继之钙盐沉积缓慢增多可造成对肩峰下滑囊的刺激,出现肩峰下滑囊炎症状。钙盐沉积可向肌腱表面发展,甚至破入肩峰下滑囊内。由于冈上肌腱的易受研磨、撞击和夹挤及本身因素，所以在肩袖肌腱群中退变发生最早，肌纤维断裂发生率最高。中、老年人仍在从事体力劳动者，冈上肌腱在退行性变化基础上，常呈部分撕裂，当在一次无准备之在外展位急速内收上臂时，或大块钙盐沉积物浸润冈上肌腱时可导致肌腱的大部分或完全性断裂。

4. 肩袖钙化性肌腱炎应怎样鉴别诊断

① 与急性感染的鉴别：肩关节急性感染可由多种致病菌引起，化脓性关节炎对关节有灾难性的破坏，多为身体其他部位的化脓性病灶经血液循环传播至关节腔，也可经创伤伤口或皮肤感染直接进入关节。其特征性临床表现为急性发作的关节肿胀、局部发热疼痛，疼痛剧烈，难以入眠，高热，因为剧痛而导致关节活动障碍。通常侵犯 1～2 个关节，以下肢大关节（如膝关节）最常见。也有起病于肩关节者，通过实验室血细胞分析、关节液细菌培养等可以鉴别。

② 与急性痛风的鉴别：该病又称"高尿酸血症"，嘌呤代谢障碍，引起组织炎性反应，属于关节炎的一种。血尿酸浓度过高时，尿酸超过其饱和度，以钠盐的形式，在身体某部位析出的白色晶体，沉积在关节、软骨和肾脏中，又称痛风结节。痛风病人除中枢神经系统外，几乎所有组织中均可形成痛风石。在关节附近的骨骼中侵入骨质，形成骨骼畸形，或使骨质遭受损毁。这种痛风结节也可在关节附近的滑囊膜、腱鞘与软骨内发现。痛风结节大小不一，小的如芝麻，大的如鸡蛋，可造成关节软骨和骨质破坏，周围组织纤维化，导致慢性关节肿痛、僵直和畸形，甚至骨折。发作时间通常是下半夜。该阶段的痛风症状表现为脚踝关节或脚趾、手臂、手指关节处疼痛、肿胀、发红，伴有剧烈疼痛。使用显微镜观察，会发现患处组织内有松针状尿酸盐沉淀。

就是尿酸盐沉淀引起的剧烈疼痛。请注意,急性发病期的血尿酸由于已经生成沉淀,所以尿酸值比平时最高值低。

③ 与类风湿关节炎的鉴别:主要与类风湿结节相鉴别。类风湿结节见于 20%~25% 病人,多在关节的伸侧及受压部位,如尺骨近端、跟腱、枕部、骶骨等部位。超声声像图表现为长圆形或圆形低回声,边界清晰,位于肌腱纤维结构中,常偏向一侧。超声可发现临床不易触及的较小的类风湿结节,因而超声检测到的类风湿结节的发生率较高,如在指部肌腱内类风湿结节的发生率约为 17%,一般发生在伸肌腱,大小 2.1~9.5 毫米。该病则以肩袖肌腱附着点附近的点状、片状、成团的钙盐沉积为主要改变。且无类风湿关节炎标志性的骨质侵蚀改变。

④ 与滑膜性软骨瘤病的鉴别:滑膜软骨瘤病是关节的骨膜或滑膜囊、腱鞘内所发生的软骨性、纤维软骨性或骨软骨性小体。临床上以关节疼痛、肿胀、关节交锁或出现捻发音为主要表现。受累大关节的滑膜表现增生,形成多数带蒂的突起,游离端的细胞化生为软骨小体,这些小体与滑膜相连,但以后可随时脱落,形成关节腔内游离体,质硬。滑膜表面可见许多大小不等的黄色结节,坚硬透明。关节腔内可见中等量微黄色积液。滑膜软骨瘤病病理学检查发现软骨细胞常增生活跃,核肥硕或呈双核,极易误诊为软骨肉瘤。关节功能预后欠佳。滑膜软骨瘤病特征为周身大关节易受累,以膝关节为著,少见于肩关节。

⑤ 与色素绒毛结节性滑膜炎的鉴别:色素绒毛结节性滑膜炎比较少见,有绒毛型和结节型两种。病人多青壮年男性。年龄多在 20~40 岁之间。该病好发于膝关节和踝关节,偶见于滑囊和腱鞘,鲜见于肩关节。该病没有明显的全身症状,病人体温不高,红细胞沉降率不快,血象也无改

变。局部症状在早期也较轻微,因此病人就诊较晚,病期较长,一般病期以1~5年者最多,半数以上有外伤史。其主要症状为关节肿胀、疼痛多比较轻微,局部皮温有时稍高,关节功能受限多不明显,关节呈弥散性肿胀,触及增厚的滑膜呈海绵样感觉,积液多的可触及波动感,有时可触到大小不等并稍能移动的结节。不论为弥散性或局限性,患肢都有轻度的肌肉萎缩。关节穿刺可抽出血性或咖啡色液体,这种关节液很特殊,具有诊断价值。CT、MRI等均可确诊。色素绒毛结节性滑膜炎的软组织肿胀呈密度较高的结节状,且以关节腔内为主,无骨质疏松,骨缺损边缘硬化,关节间隙保持正常。

⑥ 与夏科氏关节的鉴别:早期都出现关节肿胀、积液等症状,但多数有外伤史,关节畸形较严重。X线片见新骨形成,骨端瓦解,关节面破坏,关节脱位等骨关节损害与临床症状极不相符。

⑦ 与滑膜肉瘤的鉴别:两者均有软组织肿块、钙化、剧痛,入夜痛剧。但滑膜肉瘤发展快、病程短、骨质破坏呈溶解性,无硬化边缘,且无自愈倾向。

⑧ 与假性痛风的鉴别:是一种由于焦磷酸钙晶体沉积于关节软骨及其周围组织引起以关节炎为主要表现的疾病,因症状类似痛风而得名,又称焦磷酸钙沉着病或软骨钙化症。大多见于50岁以上的老年人,发病率随年龄递增而增加,男女之比为1.4:1。病因未明,可能与遗传、外伤和代谢障碍等因素有关。基本病因为焦磷酸钙沉积。

⑨ 与外伤性关节炎的鉴别:有关节外伤史,受累关节固定无游走性,滑液中无钙盐结晶。X线片、CT、MRI检查可以帮助确诊。

⑩ 与结核变态反应性关节炎的鉴别:由结核杆菌感染

引起变态反应所致,常先累及小关节逐渐波及大关节且有多发性游走性特征。病人体内有活动性结核病灶,可有急性关节炎病史,也可仅表现为慢性关节痛,但从无关节强直畸形。关节周围皮肤常有结节红斑,X线摄片显示骨质疏松,无骨皮质缺损性改变。滑液可见较多单核细胞但无钙盐结晶。结核菌素试验强阳性,抗痨治疗有效。

医生对肩袖钙化性肌腱炎病人会进行哪些治疗

肩袖钙化性肌腱炎病因不明,有着急性发作的特点并有自愈倾向,最常见于冈上肌腱。临床治疗要点如下:首选保守治疗;对致密、边界清晰的沉积物难以藉保守治愈,故需手术,但提示最好施行关节镜手术;对疏松的、云雾状的沉积物,建议行穿刺、吸出结晶物以及彻底冲洗,且需在病人受困于剧痛之时即刻着手,不主张手术治疗。

无论沉积物形态如何,常用的临床路径有:

关节活动受限不明显的病人,给予最短1个月的非手术治疗:包括休息、冰敷、物理治疗、非甾体类抗炎药物、局部封闭以及增强肌力训练。在症状缓解后,应立即开始被动活动锻炼,并逐步过渡到主动功能锻炼。

对于伴有活动受限的病人采用手术治疗:在局部麻醉或全身麻醉下,在冈上肌腱走行部分劈开三角肌上部,就可探查钙化部分并将其清除,以可吸收线缝合肩袖缺损处,常规进行肩峰下滑囊的切除术,但不常规进行肩峰成形术,术后即可开始功能锻炼,早期以被动活动为主,并可配合口服消炎止痛药物。

治疗结果因治疗医生的临床经验与专业技术而不同。

整个治疗进展也依症状轻重及病人依从度不同而有所差异。

1. 非手术治疗

① 体外冲击波治疗（ESWT）：临床表明，应用 ESWT 连续治疗 3 个月以上可获满意疗效。多项研究表明，连续治疗 12 周以上者，30％病患症状持续缓解，70％钙盐结晶完全消失。但 ESWT 的作用作为一种物理治疗方法，还有待于通过进一步试验肯定其临床意义。

体外冲击波最早应用于肾结石治疗。在骨科而言，轻微骨折的骨均可接受微波冲击，最初研究集中于 ESWT 在促进假关节愈合方面的作用。很明显，对于骨愈合困难尤其伴骨萎缩病人，体外冲击波临床有效率可达 50％以上。于运动医学方面，则主要用于肩部肌腱钙盐沉积物的消融。

不同医疗组织所使用具体操作方法尚未达成共识。治疗可选用低、中、高频能量输出，震荡波频率可以依临床调整。所以，有研究者提出能量应用由低到高以 1~5 级行分级的标准：低于 0.08 毫焦/平方毫米属低能量，中能量为 0.28 毫焦/平方毫米，超过 0.6 毫焦/平方毫米为高能量。文献记载有关 ESWT 临床运用的能量、频率、治疗时间、疗效等相关情况，参见下表：

② 固定方法：急性发作较重病例，可用颈腕吊带，配合适当休息。

③ 手法治疗：施术时，先用拿法，点按肩周诸穴，以活血舒筋，然后，医生一手拿病人患腕，一手拿患肩，在拔伸下，直臂摇肩 5~7 次。拿腕之手外展高举约 140 度后，将肘关节屈曲内收、后伸，再外展，伸肘高举，做回旋运动，同时，拿肩之手在肩峰下做掌按及柔散手法，以解除组织痉挛，恢复其外展功能。最后以肩部为重点，用抖法、推法、搓

ESWT 能量与频率应用记录

研究者	能量及频率	治疗时间	受试例数	临床结果
Loew 等	1×2 000imp,22kV,14 天为 1 个疗程	6 周及 12 周	20	6 例优,8 例良,1 例有效,4 例无变化,1 例差
Loew 等	2×2 000imp,21kV,14 天	6 周,12 周	20	70%,60% 钙化晶体改变
	1×2 000imp,21kV		20	60%,50% 钙化晶体改变
	1×2 000imp,18kV		20	30%,10% 钙化晶体改变
Daecke 等	1×2 000imp,22kV	3 月,6 月	115/2	2 月:32% 钙化晶体改变
	2×2 000imp,22kV,7 天	3 月,6 月	115/2	2 月:50% 钙化晶体改变
Rompe 等	0.28 毫焦/平方毫米	3 周,6 周,12 周,24 周	100	67%(at 24 周),7% 钙化晶体改变
Brunner 等	1534 imp,3×14 天	12 周	70	50%明显缓解
Dahmen 等	0.08 毫焦/平方毫米	6 个月,12 个月,18 个月	76	3 个月保守治疗后 67%改善

擦法做结束手法。

④ 练功疗法:急性期宜避免做外展、外旋等用力动作。可选用:前后左右甩手;选上下通臂、弯肱拔刀、展旋动作等进行锻炼。

⑤ 药物治疗:a. 内服药急性期以舒筋活血、清热止痛为主,可用舒筋活血汤加减,慢性期可服舒筋丸,局部疼痛畏寒者,可以服活络丸或活血汤,体弱血虚者可内服当归鸡血藤汤。b. 外用药急性期肿痛较重时外敷消瘀止痛膏,或熏洗,或用中药热敷患处。

⑥ 其他非手术治疗:a. 以透明质酸钠(施沛特)注射液作肩峰下及大结节处封闭注射,每周 1 次,连续 3~4 次。在非注射日配以辐射热、超短波、中药离子透入等物理方法

治疗,促使肌腱炎症反应消退,疼痛减轻,并可配以消炎镇痛剂口服。在急性期应以三角巾悬吊制动,卧床休息时将患肢置于外展30度位并以枕头垫起,以减轻肩部肌肉痉挛。慢性期采用适宜体疗逐渐加强辅助,促进痊愈。b.若有大量钙盐沉积,且上述保守治疗无效者,也可采用冲洗法:在严格无菌操作下,取两枚粗穿刺针,局麻后一枚刺入压痛区上部,另一枚刺入压痛区下部,用生理盐水或0.5%普鲁卡因液从上侧针内加压注入冲洗,可见乳白色液体自下侧针内流出,反复冲洗直至流出液清晰为止,然后注入1%普鲁卡因加曲安奈德(确炎舒松)后拔去针头。此法可1周后再重复治疗1次。一旦钙盐被排出后,病人顿觉疼痛明显缓解,肩关节活动功能也改善。c.针灸疗法:选天宗、肩髎、曲池等穴,用泻法,以疏风通络,以肩臂酸痛胀麻为主,留针20分钟,可加艾灸。d.封闭疗法:用当归注射液或复方丹参注射液,每次2~4毫升,或用泼尼松龙(强的松龙)0.5毫升配2%普鲁卡因做局部封闭。e.温泉疗法:单纯洗温泉浴,水温38~42℃,无须加用特殊温泉配方,能起到改善血液循环、抑制炎性渗液、促进代谢产物吸收、加速组织功能恢复的作用。

此外,对肩部疾患常用的一些物理治疗方法,如短波、微波、超声、按摩、红外线灯照射、磁疗、经皮神经电刺激、高压氧治疗等方法均可作用辅助措施采用。有文献报道,超声治疗能够获得短期的疼痛缓解,但治疗效果众说纷纭。也有文献报道,利用放射治疗可以缓解钙化性肌腱炎疼痛,但这不能作为大众接受的一种治疗方法,一般只用于外伤术后肩关节异位骨化的治疗,除了止痛,还能防止异位骨化的再发。此外,治疗也不能替代病人本人的功能锻炼。还有一点需要特别强调,任何一种治疗方法,不管是非手术治疗还是手术治疗,都需要病人配合主动功能锻炼才能达到良好的效果。

2. 手术治疗

① 关节镜下手术松解:关节镜治疗肩袖钙化性肌腱炎的指征包括:a. 肩部疼痛持续存在,经正规保守治疗6个月以上无效,影响正常工作、生活者。b. 疼痛急性发作,保守治疗不能缓解。c. 对于不愿接受较长时间保守治疗的病人,可直接进行关节镜手术。

全身麻醉,均采用沙滩椅体位。常规后入路(肩峰后外角下方2厘米,内侧1厘米)行盂肱关节检查,并建立前方入路(肩峰前外角前方2厘米),检查二头肌腱长头、盂唇、关节软骨有无合并损伤,并予相应处理。仔细检查肩袖关节侧,观察有无色泽改变,用探钩仔细触碰,有无肌腱变硬的区域。

经后入路镜入肩峰下间隙,建立肩峰外侧入路(肩峰外缘外侧3厘米)。先用刨刀切除肩峰下滑囊,观察肩峰下表面有无撞击表现。如存在毛糙、纤维化等撞击表现,并且术前X线片证实为Ⅱ型肩峰者,行前肩峰成形术。

如果钙化灶位于冈上肌腱表面,则容易识别并加以清理。如钙化灶位于肌腱内部,则采用与检查肌腱关节侧相同的方法,确定钙化区域,可应用硬膜外针穿刺可疑区域,如位置正确,针芯内会发现钙化物。确定钙化区域后,沿肌腱纤维走行方向切开肌腱上表面,长度不超过1厘米,这时,由于钙化物内部或关节灌注液的压力,钙化物往往会自行溢出,钙化物通常呈牙膏状或干粉状(图15)。用刮匙和刨刀尽可能清除钙化物(图16)。

确定钙化区域是手术的关键之一。因钙化灶有自行吸收的可能,术前应再次拍摄肩关节正位和冈上肌出口位 X

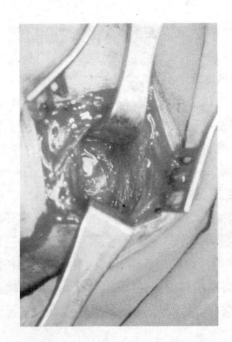

图 15 在吸收时期,开放术中。钙沉淀如奶油阵阵涌出,可以看出在伤口的沉积物。

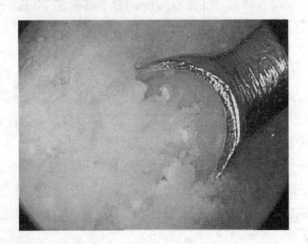

图 16 关节镜术中吸出沉淀的钙盐

线片,确定钙化灶的大小和初步位置。有条件者应进行磁共振检查,进一步明确其位置,并可了解肩袖损伤的程度。有些钙化灶位于肌腱滑囊侧浅层,肌腱表面局限性隆起,易于辨认。有些则位于肌腱内部,难以发现。我们体会:第一,注意肌腱滑囊面有无局限色泽改变,钙化区域表面往往发黄;第二,钙化区域往往较周围组织硬化,应使用探钩仔细触碰肌腱表面;第三,对于可疑区域,可用硬膜外针穿刺,如位置正确,针芯内会发现钙化物。

钙化灶清除后,肩袖内部会遗留一定的缺损,对此,多数学者建议进行缝合。我们认为,如损伤的深度较浅,术后可以自行修复,但如滑囊侧损伤深度超过肌腱厚度的50%,术后有可能发展为全层撕裂,术中应予修复。

关节镜术后康复:如果未缝合肩袖,康复过程与肩峰成形术后相似。术后即以颈腕吊带或三角巾悬吊患肢,麻醉恢复后即开始主动活动肘、腕及手部。1~2 天后开始被动前屈练习,逐渐增加角度,2~3 周后开始主动活动,6 周后开始三角肌及肩袖抗阻肌力训练,通常 2~3 个月后活动范围达到正常,3~4 个月基本恢复日常生活。6 个月后恢复正常工作。

② 切开手术:

A. 适应证:a. 症状持续不退,功能受限,非手术治疗无效。b. 冈上肌腱大块钙盐沉积物形成或合并肌腱断裂。

B. 手术方法:起于肩峰,向肩峰下前外侧之纵形切口,长为 5~6 厘米。切开皮肤,纵行分离前侧三角肌纤维,显露肩峰下滑囊。如钙盐沉积物侵入滑囊内则切开滑囊壁,可见乳白色液溢出,可搔刮囊壁,反复冲洗囊腔。如钙盐沉积物位于冈上肌腱内,旋转上臂,很容易找到冈上肌腱钙盐沉积物的所在,沿腱纤维方向切开,切除或刮除钙盐沉积物

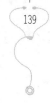

（图17），将坏死的腱纤维组织和滑囊一并切除，然后用生理盐水冲洗干净，要彻底检查有无残存钙盐沉积物，特别应注意冈下肌腱，肩胛下肌腱及小圆肌腱内等处，可疑处可用小刀尖或粗针头穿刺探查。病灶处的多刺点可使其局部充血，有利于触摸不出的残存钙盐沉积微粒被吸收。若钙盐沉积物切除后，肌腱缺损较大，可采用Melaughlin修补法作侧－侧缝合，冈上肌腱断端固定于大结节顶端骨槽内。为便利肱骨头在喙肩弓下自由活动，可切除喙肩韧带在喙突的止点与肩峰内缘的止点，或肩峰成形术。

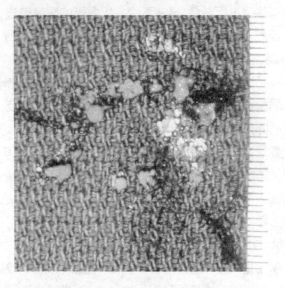

图17 术中刮除的钙盐沉淀物

　　一般认为，肩袖钙化性肌腱炎的病因与钙质代谢生化因素和局部因素有密切关系。Codman发现在冈上肌腱里有一块缺血区，它一直延伸至肱骨大结节止点处，肩关节的过度活动，肩峰下组织的过度负荷及供血不良均可造成肌腱炎症。反复刺激又造成局部组织代谢紊乱，致使肌腱慢性劳损、退变，细胞活力降低。CO_2 结合力降低，pH 值升高，促使钙盐沉着，积聚成块状。Uhthoff 等认为，这种病理过程是由低氧情况所致。因此，局部干预可导致病变部位的微环境发生变化，可能使残留病灶逐渐吸收。大部分学者认为，手术治疗钙化性冈上肌肌腱炎应将钙化灶彻底清除，在清除巨大病灶时，如肩袖连续性遭到破坏，需进行肩袖修补术。

　　尽管少量残留病灶可以逐渐吸收，仍然应当尽量清除钙化灶，这样才能更快更好地缓解疼痛并改善肩关节功能。因为钙化病灶巨大，清理时应注意下列问题：a. 明确定位钙化灶的范围：由于钙化病灶大，其定位并不困难，但应注意独立于巨大病灶周围的其他病灶，必要时术前做 CT 检查，以免因漏诊而影响手术效果。b. 充分暴露病灶：病灶肩峰侧常常覆盖一薄层滑膜和肩袖组织，需要将其清除。这样不仅仅有利于清理病灶，而且可以使局部的微环境发生改变，从而消除病因并可以使残留的少量钙化灶吸收。c. 保留肩袖的完整性：钙化病灶常常存在于肩袖纤维之间，不要横断肩袖，要沿肩袖纤维方向钝性分开逐步清理。如果钙化灶侵蚀肩袖全层，相比之下，肩袖的完整性更为重要，为保证肩袖完整性，允许少许病灶残留于肩袖的关节面侧。实践证明，这些残留的少许钙化灶在术后 3 个月内会渐渐被吸收，不影响手术效果。

　　③术后护理：术后 24 小时内作上臂卧床零位皮肤牵引或外展 90 度，前举 90 度位牵引。第二天开始作不抗重力的摇摆和旋转活动，每隔 3 小时做 3~5 分钟锻炼，活动范围以病人能忍受为限。急性症状消退后，每小时锻炼一次，增加手指爬墙等动作及理疗和按摩等。一般在术后 3~4 周恢复正常活动，小部分因术前肩关节功能显著障碍者，可

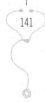

能需术后6~8周锻炼和理疗才能恢复。

通常在术前症状越重者,恢复反而越快。疗效与是否伴有其他病症有关,无并发症者恢复较快,有并发症者恢复较慢。手术治疗者的恢复期比非手术治疗者长,有并发症者更长;但手术治疗的远期效果明显优于非手术治疗,且与有无并发症无关。

切开手术的缺点在于术后疼痛及软组织炎症反应较明显,因为软组织及关节囊的损伤较大限制了活动的恢复,术后不能马上进行主动康复训练,一般要4周待修复的肩胛下肌腱愈合以后才可以进行主动活动锻炼,在此期间,最好是由专业的康复师指导病人进行被动活动。故其应用于关节内疾病治疗,已渐渐淡出人们的视野。

总的说来,没有什么治疗措施是一成不变的。实际上,医学资料表明,很多治疗,包括非手术治疗与手术治疗都有效,所有的治疗措施都有优缺点。因此,治疗措施必须个体化以争取达到最可能的最佳效果。

经医生诊断治疗后 病人应怎样进行康复

加强康复锻炼是治疗和防止肌腱营养障碍性钙盐形成再次发生的有效方法,贵在坚持,否则肩关节的功能难以恢复正常,最终可能会遗留病废的肩关节。治疗的同时,病人应重视保暖防寒,勿使肩部受凉。钙化性肌腱炎的治疗原则是针对的不同时期,或是其不同症状的严重程度采取相应的治疗措施。钙化性肌腱炎的治疗应以关节镜下治疗为主。一般而言,若诊断及时,治疗得当,可使病程缩短,运动功能及早恢复。

① 关节镜术后康复：如果未缝合肩袖，康复过程与肩峰成形术后相似。术后即以颈腕吊带或三角巾悬吊患肢，麻醉恢复后即开始主动活动肘，腕及手部。1~2 天后开始被动前屈练习，逐渐增加角度，2~3 周后开始主动活动，6 周后开始三角肌及肩袖抗阻肌力训练，通常 2~3 个月后活动范围达到正常，3~4 个月基本恢复日常生活。6 个月后恢复正常工作。

② 切开手术后康复：术后 24 小时内作上臂卧床零位皮肤牵引或外展 90 度，前举 90 度位牵引。第二天开始作不抗重力的摇摆和旋转活动，每隔 3 小时做 3~5 分钟锻炼，活动范围以病人能忍受为限。急性症状消退后，每小时锻炼一次，增加手指爬墙等动作及理疗和按摩等。一般在术后 3~4 周恢复正常活动，小部分因术前肩关节功能显著障碍者可能需术后 6~8 周锻炼和理疗等方始恢复。

介绍一些常用的功能锻炼法：

① 在钙化性肌腱炎急性期或早期：此期即疼痛期，病人的疼痛最好对病肩采取一些固定和镇痛的措施，以解除病人疼痛，如用三角巾悬吊，并对病肩做热敷、理疗或封闭等治疗。功能锻炼对病人来说十分重要，多做肩关节的运动，特别是适当的运动，对预防关节的粘连、肩部软组织的挛缩起着重要的作用。

急性期或早期最好对患肩采取一些固定和镇痛的措施，以解除疼痛，如用三角巾悬吊，并对患肩做热敷、理疗或封闭等治疗。钙化性肩病人合并高热，急性传染病、恶性肿瘤，全身性疾病重要脏器代偿功能不全等其他疾病时，暂时不考虑开展运动疗法。

② 慢性期：主要表现为肩关节功能障碍。这时以功能

锻炼和按摩为主,配合理疗进行治疗。肩袖钙化性肌腱炎康复治疗的方法主要是医疗体操。慢性期主要表现为肩关节功能障碍。这时以功能锻炼和按摩为主,配合理疗进行治疗。康复治疗的方法主要是医疗体操。

简易健身法:a. 屈肘甩手:背部靠墙站立,或仰卧于床上,上臂贴身,屈肘,以肘作为支点进行外旋活动。b. 手指爬墙:面对墙壁站立,用患侧手指沿墙缓缓向上爬动,使上肢尽量高举,到最大限度,在墙上作一个记号,然后再徐徐向下回到原处,反复进行,逐渐增加高度。c. 后体拉手,自然站立,在患侧上肢内旋并向后伸姿势下,健侧手拉患肢手或腕部,逐渐拉向健侧并向上牵拉。d. 展翅:站立,上肢自然下垂,双臂伸直,手心向下缓缓外展,向上用力抬起,到最大限度后停10秒左右,然后回到原处,反复进行。e. 后伸摸棘:自然站立,在患侧上肢内旋并后仰姿势下,屈肘、屈腕,中指指腹触摸棘突,由下突然向上至最大限度后保持不动,2分钟后再缓缓向下回到原处,反复进行,逐渐增加高度。f. 梳头:站立或仰卧均可,患侧肘屈曲,前臂向前向上,掌心向下,患侧的手经额前、对侧耳部、枕部绕头一周,即梳头动作。g. 擦汗:体位同前。患侧肘屈曲,前臂向前向上并旋前(掌心向上,尽量用肘部擦额部,即擦汗动作。)h. 头枕双手:仰卧位,两手十指交叉,掌心向上放于头后部(枕部),先使两肘尽量内收,然后再尽量外展。i. 旋肩:站立,患肢自然下垂,肘部伸直,患臂由前向上向后划圈,幅度由小到大,反复数遍。注意以上9个动作不必每次都做完,可交替进行锻炼,根据自己的情况,适当进行功能锻炼。每日做3~5次,每个动作做30~50次左右,多者不限,只要持之以恒,对防治钙化性肌腱炎会有益处。

康复锻炼最好和自己的主治医生进行详尽的沟通,一般情况下医生也会给病人康复计划让病人遵照练习。康复锻炼在病人可以忍耐的轻度疼痛范围内，建议每次锻炼10~20分钟，每日锻炼5~10次，练习的强度应从弱到强，运动的幅度应从小到大，锻炼前可以采用热敷使肩关节柔韧性增加，锻炼后可以采用冷敷减轻疼痛反应。如果站立位锻炼难以接受，可以躺在床上或坐位练习会更易于接受。具体锻炼方法与"冻结肩"相同。

在进行功能锻炼时应注意以下几点：

① 要循序渐进，持之以恒：只有长期坚持功能锻炼，才能巩固手法治疗之功效，才有促进肢体功能的恢复，缩短疗程。

② 在进行功能锻炼时，全身放松，上肢要伸直放松。精神要集中，不要紧张。

③ 不要用力过猛，以免引起疼痛，从而影响功能锻炼。开始时动作宜小，速度要慢，逐渐地放开动作，加快速度，但必须在功能限度以内，不要操之过急，要慢慢地停止动作，不要突然结束。

④ 锻炼的次数，要酌情而定，不要勉强。但是，一定要坚持功能康复锻炼。

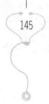

冻　结　肩

患了冻结肩主要有哪些症状

　　冻结肩指狭义的肩周炎,是引起盂肱关节僵硬的粘连性关节囊炎,病理检查主要是肩关节囊挛缩、肩袖间隙和喙肱韧带挛缩、关节囊滑膜下层慢性炎症和纤维化、关节囊容积减小,所以也被称为粘连性关节囊炎,表现为肩关节周围疼痛,肩关节僵硬,肩关节各个方向主动和被动的活动度降低。在我国冻结肩又称为五十肩、漏肩风,好发于40~70岁的人群,以50岁左右多发。多数文献报道,女性发病率高于男性,临床上左侧发病较右侧多见,部分病人可见双肩患病。冻结肩的病人主要有以下的一些表现:

　　① 肩部疼痛:初起时肩部呈阵发性疼痛,虽然有一部分病人为急性发病,但多数为慢性发作,以后疼痛逐渐加剧或钝痛,或刀割样痛,且呈持续性,气候变化或劳累后常使疼痛加重,疼痛可向颈项及上肢(特别是肘部)扩散,当肩部偶然受到碰撞或牵拉时,常可引起撕裂样剧痛。肩痛昼轻夜重为该病一大特点,多数病人常诉说后半夜痛醒,不能成寐,尤其不能向患侧侧卧。

　　② 肩关节活动受限:肩关节僵硬,向各方向活动均可受限,以外展、上举、内外旋更为明显,少数人内收、内旋也受限,但前屈受限较少。随着病情进展,由于长期废用引起关节囊及肩周软组织的粘连,肌力逐渐下降,加上喙肱韧带固定于缩短的内旋位等因素,使肩关节各方向的主动和被动活动均受限,当肩关节外展时出现典型的"扛肩"现象,

肩峰突起,出现上举不便,后弯不利等典型症状,特别是梳头、穿衣、洗脸、叉腰等动作均难以完成,严重时肘关节功能也可以受到影响,屈肘时手不能摸到同侧肩部,尤其在手臂后伸时不能完成屈肘摸背等动作。

③ 怕冷:患肩怕冷,不少病人终年用棉垫包肩,即使在暑天,肩部也不敢吹风,对气候变化也特别敏感,一到阴雨、寒冷天气症状就明显加重。

根据冻结肩的发病特点,可以分为原发性、继发性和获得性冻结肩3大类。原发性冻结肩,又称为特发性冻结肩,尚未发现明确病因,有人认为与糖尿病导致内环境失调有关,也有人认为是因为肩关节以外的疾病,如冠心病、肺炎、胆囊炎等反射性地引起肩部疼痛,使肩关节活动受限;继发性冻结肩指的是继发于患侧肩部某些疾病之后而出现的肩关节疼痛和各方向主、被动活动受限,如继发于肩袖肌腱炎、肩袖损伤、肱二头肌肌腱炎、钙化性肌腱炎、肩锁关节炎等。获得性冻结肩特指上肢创伤和肩关节或其邻近部位手术之后,发生的肩痛和关节僵硬。也有部分学者将继发性和获得性冻结肩全部归纳于继发性冻结肩。

典型的原发性冻结肩可以分为急性期、慢性期和康复期3个阶段。

① 急性期:又称冻结肩进行期。起病急骤,疼痛剧烈,肌肉痉挛,关节活动受限。夜间疼痛加重,难以入眠。压痛范围广泛,喙突、喙肱韧带、肩峰下、冈上肌、肱二头肌长头腱、四边孔等部位均可出现压痛。X线检查一般无异常发现。关节镜观察可见滑膜充血,绒毛肥厚、增殖,充填于关节间隙及肩盂下滑膜皱襞间隙,关节腔狭窄,容量减少。肱二头肌长头腱为血管翳覆盖。急性期可持续2~3周,时间长的也可延续至10周。

② 慢性期：又称冻结期、僵硬期或中间期。此时疼痛症状相对减轻，但压痛范围仍较广泛。由急性期肌肉保护性痉挛造成的关节功能受限发展到关节挛缩性功能障碍，肩关节周围软组织呈"冻结"状态，冈上肌、冈下肌及三角肌出现挛缩，各方向的活动范围明显缩小，以外展、外旋、上举、后伸等最为显著，关节僵硬，甚至影响日常生活，如梳理头发、穿脱衣服、举臂抬物、向后背系扣、后腰系带等动作均有一定程度的困难。做外展及前屈运动时，肩胛骨随之摆动而出现"扛肩"现象，严重者可见三角肌、冈上肌、冈下肌等肩胛带肌，尤其是三角肌的废用性萎缩。肩关节外展可低于 45 度，后伸仅 10～20 度，内旋低于 10 度，上举小于 90 度。X 线摄片偶可观察到肩峰，大结节骨质稀疏，囊样变。关节造影见腔内压力增高，容量减小至 5～15 毫升（正常成人容量 15～30 毫升），肩胛下肌下滑液囊闭锁不显影，肩盂下滑膜皱襞间隙消失，肱二头肌长头腱腱鞘充盈不全或闭锁。此阶段经过数月至 1 年后，逐渐进入康复期。

③ 康复期：又称缓解期，此阶段盂肱关节腔、肩峰下滑囊、肱二头肌长头腱滑液鞘以及肩胛下肌下滑囊的炎症逐渐吸收，疼痛逐渐减退，血液供给恢复正常，滑膜逐渐恢复滑液分泌，粘连吸收，关节容积逐渐恢复正常。在运动功能逐步恢复过程中，肌肉的血液供应及神经营养功能得到改善。大多数病人肩关节功能能恢复到正常或接近正常。肌肉的萎缩需较长时间的锻炼才能恢复正常，病程一般要持续 1～2 年。

以上临床分期明确，但相当大一部分病人无明显急性期，而是起病缓慢，逐渐出现肩部某一处疼痛，与动作、姿势有明显关系。随病程延长，疼痛范围扩大，并牵涉到上臂中段，同时伴肩关节活动受限。如欲增大活动范围，则有剧烈锐痛发生，严重时患肢不能梳头、洗面和扣腰带，夜间因翻身移动肩部而痛醒。病人初期尚能指出疼痛点，后期范围扩大，甚至感觉疼痛来于肱骨，临床中应当仔细区分。传统的观念认为原发性冻结肩是一种自限性疾病，即使不采取特殊的治疗，大概1年半至2年也能慢慢缓解或康复，但随着研究的深入，越来越多的学者认为，原发性冻结肩如果不经过治疗，好转速度非常缓慢，大约有一半的病人会遗留肩关节功能障碍，或者症状缓慢加重后进入一个平台期，平均病程也达到30个月，甚至4~5年症状也难以缓解。

患了冻结肩需做哪些检查

根据症状和病史，再配合详细的体格检查及某些影像检查的辅助手段，不难作出诊断，并可以通过这些检查与肩部撞击症、肩神损伤等疾病进行鉴别。

1. 体格检查

详尽的体格检查是诊断冻结肩的关键所在，检查不仅在病人就诊时进行，在病人手术前麻醉下也需要进行，以便进一步明确诊断和疾病的严重程度。检查时需要患侧与健侧进行对比，用来确诊冻结肩，并可以在治疗前后进行对比，以了解治疗的效果。

① 关节活动范围检查：冻结肩是肩关节主动活动和被动活动在各方向均受限的疾病。

评价前上侧关节囊：与对侧肩关节相比较，被动体侧外展外旋活动度的丧失意味着前上侧关节囊的挛缩。

评价前下侧关节囊：被动外展外旋患侧肩关节活动度丧失意味着前下侧关节囊的挛缩。

评价下侧关节囊：被动外展肩关节活动度丧失意味着

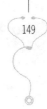

下侧关节囊的挛缩。

评价后侧关节囊：被动内收内旋活动度丧失意味着后侧关节囊的挛缩。

利多卡因注射试验：先记录被动和主动的各方向活动度，然后肩关节腔内注射利多卡因，之后再次记录肩关节主动及被动各方向活动度，若活动度没有增加，说明肩关节活动度的丧失主要是因为滑囊与关节囊软组织挛缩导致，而不是肩峰撞击或肩锁关节炎。

比较主动和被动在各方向活动度：若等量丢失，表明冻结肩是主要病因，若主动活动受限强于被动活动度丢失，表明肩袖损伤或神经受损。各方向的主被动活动度丢失表明，病因主要是肩部滑囊炎症及关节囊挛缩，若是某个方向活动度丢失，要考虑是否是手术瘢痕导致或是外伤引发。

② 压痛点：多数病人在肩关节周围可触到明显的压痛点，压痛点多在冈上肌腱、肱二头肌长、短头肌腱及三角肌前、后缘，肩峰下滑囊、喙突、冈上肌附着点。

③ 肌肉挛缩或萎缩：早期三角肌、冈上肌、冈下肌、小圆肌、斜方肌等肩周围肌肉可出现痉挛，晚期则可发生废用性肌萎缩。

④ 肩胛骨同移征：检查肩关节外展活动时，肩胛骨仿佛和肱骨焊在一起，随着上臂外展肩胛骨也一同抬高。

2. 影像学及实验室检查

冻结肩通过临床症状及体征不难判断，X 线片检查可示因长期活动障碍所致的骨量减少，除此之外影像学检查及实验室可能没有很多异常表现，但这些检查有利于与其他疾病进行鉴别诊断，并进一步判断肩痛及活动障碍的病因。

① 常规肩关节正位、肩峰位、轴位 X 线片检查：大多正

常,部分病人X线检查可见及肱骨大结节硬化、囊性变或骨赘形成、肩峰前缘硬化、肩峰异常、肩峰下钙化阴影或骨刺形成、冈上肌钙化阴影、肩峰下滑囊钙化征、钙化性肌腱炎、肩锁关节创伤性关节炎、肩锁关节隆突、骨疣形成,年龄较大或病程较长者,X线平片可见到肩部骨质疏松,但无骨质破坏,部分病人可见既往手术留下的金属内植物。在上举位的前后位X线检查可直接观察大结节与肩峰的相对关系。X线检查还有助于排除和鉴别肩关节的其他疾患。

② 肩关节造影:可以发现肩关节容积减小、腋囊减小或消失,还可以用于鉴别肩袖破裂。但由于是侵入性的诊断方法,病人多不易接受。

③ 放射性骨扫描:可能发现患肩局部骨代谢旺盛。

④ MRI检查:可以发现腋囊减小或消失,并可以排除肩袖损伤或其他软组织伤。

⑤ 关节镜检查:单纯为了诊断而接受肩关节镜的检查的病人非常少见,一般都是同时进行关节镜检和镜下治疗。在镜检当中,可以发现冻结肩中关节滑膜增生充血,肩袖间隙、上盂肱韧带/喙肱韧带复合体、关节囊局灶性增厚挛缩,肩胛下肌腱挛缩,腋囊挛缩或消失。

⑥ 实验室检查:多正常,有部分病人可能发现糖尿病或免疫性指标,如红细胞沉降率、C反应蛋白等升高。

冻结肩病人应掌握哪些基础医学知识

① 肩关节的解剖知识:冻结肩的病变主要发生在盂肱关节周围,其中包括:盂肱关节囊附着于关节盂周缘,向下附着于肱骨解剖颈处。正常的盂肱关节囊表面积大约是肱

骨头表面积的 2 倍,关节囊大而松弛,肩活动范围很大故易受损伤。关节囊的前部被盂肱韧带加强,盂肱韧带有上、中、下三束。包绕肩关节囊的肌肉和肌腱可分两层,外层为三角肌,内层是包绕肩关节囊外的是冈上肌、冈下肌、小圆肌、肩胛下肌腱形成的肩袖。冈上肌腱和肩胛下肌腱之间,被喙突和肱二头肌长头腱穿越,形成肩袖间隙,其中有喙肱韧带加强。喙肱韧带在内侧起自喙突根部,附着于肩关节囊前方,向外止于肱骨大小结节,与深层的上盂肱韧带形成复合体。肩袖是肩关节活动时受力最大结构之一,易于损伤。肱二头肌长头腱起于关节盂上方,经肱骨结节间沟的骨纤维隧,此段是炎症的好发之处。肱二头肌短头腱起于喙突,经盂肱关节内前方到上臂,受炎症影响后肌肉痉挛,影响肩外展、后伸。

正常的肩关节囊较为松弛,随着肩关节位置的变化,关节囊韧带处于交替的松弛和紧张状态,以限制关节的过度移位。前上关节囊有喙肱韧带和上盂肱韧带连接,在肩关节外展外旋时紧张;中盂肱韧带和下盂肱韧带的前束分别在肩关节外展 45 度和 90 度时紧张;随着肩关节外展角度的增加,下部关节囊越来越紧张;肩关节在体侧内旋时后侧关节囊紧张。关节囊在腋窝部形成袋状皱褶,称为腋囊或腋袋。腋囊在肩关节外展时延伸,有利于肩关节活动。而一个粘连、紧缩的关节囊增加了关节活动所需要的扭力,极大地限制了肩关节的主被动活动度。

正常的肩关节是一个球窝关节,除了活动度的终末段以外,肱骨头的中心和肩胛盂窝相对应,而在某些肩关节外伤及术后的病人,关节囊的紧张度出现不平衡,使肱骨头产生移位,在活动过程中肱骨头活动的中心点不能与肩胛盂对应而产生撞击,而产生肩关节活动度的丧失。以前侧关节囊多发,更多见于获得性冻结肩病人。

② 冻结肩的病理生理知识:冻结肩病人在急性期的肩关节滑膜充血水肿,表现为严重的急性炎症,导致疼痛剧烈。随着病情的发展,关节囊呈慢性纤维化表现,其中有成纤维细胞和肌成纤维细胞增生,并分泌大量Ⅰ型和Ⅲ型胶原沉积于关节囊而致关节囊过度增厚。关节腔容量的减小是冻结肩的一个重要特征。正常肩关节造影能够很好地显示关节囊下方的袋状皱褶,并可以容纳 15～18 毫升的液体,在冻结肩病例中,关节腔容量小于 10 毫升,且大多数低于5~6 毫升,这就大大限制了肩关节的功能活动。

喙肱韧带是限制肩外旋的主要因素。冻结肩病人多数都有喙肱韧带和肩袖间隙处关节囊大量成纤维细胞增生、排列紊乱、扭曲、血管壁增厚,在开放手术松解冻结肩时可以发现喙肱韧带呈束带状增厚挛缩。

③ 患冻结肩有哪些病因:引起冻结肩的病因主要分肩部原因及肩外原因。肩关节是人体全身各关节中活动范围最大的关节。其关节囊较松弛,关节的稳定性大部分靠关节周围的肌肉、肌腱和韧带的力量来维持。该病大多发生在 40 岁以上中老年人,软组织退行病变,由于肌腱本身的血液供应较差,对各种外力的承受能力减弱是引发该病的基本因素。加之肩关节在生活中活动比较频繁,周围软组织经常受到来自各方面的摩擦挤压,长期过度活动,肩部姿势不良等所产生的慢性致伤力是主要的激发原因;上肢外伤后肩部固定过久,肩周组织继发萎缩、粘连,肩关节周围手术后瘢痕粘连;或肩部急性挫伤、牵拉伤后因治疗不当等。肩外因素主要有颈椎病,心、肺、胆道疾病发生的肩部牵涉痛,因原发病长期不愈使肩部肌肉持续性痉挛、缺血而形成炎性病灶,转变为真正的冻结肩。而在糖尿病病人当

中,肩关节囊也易于分泌大量Ⅰ型和Ⅲ型胶原沉积于关节囊,出现关节囊的慢性纤维化与关节囊增厚。甚至有些人格异常的病人也是冻结肩的易患因素。

④ 冻结肩应与哪些疾病鉴别诊断

A. 与颈椎病的鉴别

颈椎病与冻结肩都是在中老年人中发病率最高,并且都有明显的肩痛症状,都伴发有较多的其他复杂症状。可以从以下几方面进行鉴别:

疼痛:冻结肩以局限的肩痛为主,肩臂上举、外展和旋转运动时疼痛明显加重;以肩关节的功能障碍为特征,不能向患侧侧卧,多于夜间疼痛加重,无手指麻木的症状。颈椎病以颈项肩背疼痛不适为主,上肢上举抬高疼痛反而减轻,牵拉下垂时疼痛加重,疼痛为神经根性,多伴有放射性的手指麻木或疼痛。

压痛:冻结肩以肱二头肌长、短头附着在肩部的压痛点和沿三角肌前后或三角肌肱骨段压痛点最为常见,冈上肌腱通过的肩峰与肱骨大结节之间等处可有压痛点,个别病例在斜方肌、冈下肌、小圆肌等处也有压痛。颈椎病在肩部一般无压痛点,肩背及颈项部有压痛,如椎旁肌、项肌在枕骨附着处,斜方肌、冈上肌、冈下肌、提肩胛肌、菱形肌、大小圆肌等处有明显压痛点。

疼痛性质及伴随症状:冻结肩在活动肩关节时,可诱发钝痛、酸痛,疼痛限于肩部,伴随肩关节的功能障碍,突出的是上举、外展和旋转动作受限,无感觉障碍等神经症状。颈椎病的疼痛常为麻痛、灼痛、放射性痛,多向手部放射,无肩关节活动障碍,肩痛伴颈项疼痛不适和颈项僵硬及颈项活动障碍,上肢及手指麻痛,有时发麻的手指有感觉障碍。

肌肉萎缩:冻结肩在肩周围的肌肉可有萎缩,如三角肌、肱二头肌、冈上肌等。颈椎病表现为肩、臂、手等上肢肌肉皆可萎缩,但以手部内在肌肉萎缩多见。

X线:冻结肩X线片多正常,个别病例可见关节间隙稍窄,或见肩关节周围软组织内钙化斑。病久者可有骨质疏松脱钙。颈椎病X线片可见颈椎的排列及生理曲度异常,骨关节骨质增生等退行性变病理改变。

颈椎病在磁共振成像上可以看到颈椎间盘的退行性变,椎间隙变窄,黄韧带肥厚,椎管狭窄等改变。冻结肩多正常,个别病例见肩关节周围软组织内钙化斑。

B. 与肩关节结核的鉴别:肩关节结核与冻结肩均有肩痛和功能受限,但肩关节结核的起病缓慢,常有午后低热、盗汗、全身乏力、面色苍白、潮红等全身症状。肩关节因肌肉较厚而局部肿胀不明显,皮肤不红、常因疼痛和肌肉挛缩而伴有运动障碍。X线片早期关节间隙变窄。由骨结核发展成全关节结核者,骨质破坏明显,骨质疏松较轻。而由于滑膜结核发展成全关节结核者,骨质破坏轻,且仅限于滑膜附着处,但骨质疏松明显。

C. 与化脓性肩关节炎的鉴别:化脓性肩关节炎有肩部剧烈疼痛和功能活动受限等类似冻结肩的临床症状,但是化脓性肩关节炎和冻结肩两者的病史和发病情况有明显不同。

化脓性关节炎是由肩关节的化脓性细菌感染而发病,起病急骤伴全身不适等急性感染性疾病全身症状。关节局部红、肿、热、痛,患侧上肢不能负重,常以健侧手托举患肢前臂,稍一活动剧痛难忍,关节各方向被动活动均引起剧烈疼痛或有肩关节积液的表现。X线片早、中期可见关节周围软组织阴影扩大,关节间隙增宽。后期关节积液吸收,见关节间隙变窄或消失,骨面毛糙,可能有骨质破坏及增生,或见关节纤维性或骨性融合,有时可见骨小梁跨过关节面。关节穿刺及关节液检查对早期诊断很有价值,可见关节液浑浊或化脓性,内含白细胞或脓细胞和革兰阳性球菌。

D. 与肩部肿瘤的鉴别:肩周围肿瘤生长至一定阶段会引起肩痛或伴有肩臂的活动功能障碍。其与冻结肩的区别是:患部肩痛逐渐加重,疼痛的部位因肿瘤生长于不同部位而各异,疼痛性质也不一定相同。随着肿瘤的生长,局部逐渐肿大,良性肿瘤形状多规则,质软而活动度好;恶性肿瘤多形状不规则,质硬而固定不移,由于肿瘤的压迫,可出现功能受限,部分病人伴肩臂及手指的麻痛。X 线片表现因肿瘤的性质,生长部位和病程长短而不尽相同。一般软组织肿瘤在 X 线片不显影或仅见轮廓,若肿瘤侵蚀了骨组织,X 线片可见不同程度的骨质破坏,甚至可见到病理性骨折。

E. 与风湿性、类风湿关节炎的鉴别:风湿性、类风湿关节炎累及肩关节时,临床表现类似与冻结肩的症状,如肩痛、功能受限以及因受寒而使症状加重,所以检查不仔细时,容易误诊。风湿性、类风湿关节炎均有各自的特点,详细询问病史和体格检查,区别并不困难。a. 风湿性关节炎:当风湿性关节炎累及肩关节时,其疼痛性质与冻结肩相似,尤其是早期诊断有一定的困难。风湿性关节炎的临床特点是多关节的游走性肿胀、疼痛。肿痛部位不固定,常是一个关节肿痛不定期地转移到另一个关节,受累的关节常呈对称性,以大关节病变为主。急性期病变的关节可有红、肿、热、痛等急性炎症表现,慢性病例则红肿和发热不明显,仅有局部酸痛为主,关节的功能活动受限不明显。疼痛反复发作。时轻时重,与气候变化关系明显。血液检查中,抗溶血性链球菌"O"试验可阳性,急性期血红细胞沉降率可以增快。X 线上骨与软组织无明显的特征性改变。b. 类风湿关节炎:类风湿关节炎的发病年龄相对较小,以30～40岁年龄段发病最多。大多为多关节受累,以四肢小关节最易罹患,肩关节发生类风湿关节炎的可能性较小,单发的肩关节类风湿性关节炎则更少。类风湿关节炎病人有晨僵、关节酸痛、关节畸形、类风湿结节等典型表现。实验室检查红细胞沉降率(血沉)可增快,大部分病例抗"O"抗体偏高,类风湿因子阳性。X线早期关节间隙正常或者关节腔积液而使关节间隙变宽,有骨质疏松。后期因肌肉韧带的挛缩及软骨面的破坏而出现关节间隙狭窄,至晚期关节间隙逐渐消失,最终形成骨性强直融合。

F. 与骨关节炎的鉴别:骨关节炎又称为退行性关节炎,是以关节软骨退变、软骨下骨硬化和骨赘增生为特点的老年性关节炎。肩关节的骨关节炎相对比较复杂,因为肩关节包括盂肱关节、肩峰下关节、肩锁关节等6个关节和关节联合。盂肱关节骨关节炎多发生在年龄较大的老年人,也可继发于创伤,如肱骨头骨折后,其病变多集中在肱骨头,有时伴有肱骨头无菌性坏死。主要症状是肩关节疼痛和活动障碍,通过X线摄片通常能够发现。肩锁关节骨关节炎比较常见,常和肩峰下撞击综合征伴发或继发,其压痛的主要部位在肩锁关节。肩锁关节的骨赘同样可以诱发肩峰下撞击综合征,因此,肩峰下撞击综合征手术的同时,常需要处理肩锁关节。肩峰下关节的骨赘是引起肩峰下撞击综合征的重要原因,因此可以说是冻结肩的组成部分。

G. 与心绞痛的鉴别:有些心绞痛病人的疼痛可出现于左肩部,这是由于心脏和左肩部皮肤感觉神经传入同一脊髓节段,其传导纤维存在交叉混杂。这种内脏疾病的痛觉冲动定位于体表的现象,医学上称之为牵涉痛。心绞痛发生的牵涉痛可出现在左肩部或左臂内侧,有时被误诊为冻结肩。但心绞痛的疼痛呈间歇性发作。有一定的诱发因素，常在劳动、兴奋、受寒或者饱食后发生，疼痛程度剧烈，疼痛的性质多为压榨性或者窒息性，每次发作为 3~5 分钟，休息或给予硝酸甘油可以缓解疼痛。在左肩部没有压痛点，一般不会引起肩关节活动受限，心电图和内科检查可以明确诊断。心电图可出现典型的 ST 段压低及 T 波的减低。

H. 与胆结石的鉴别：胆囊炎、胆结石的疼痛常可牵涉到右肩部，因而可能被误诊为右肩冻结肩。鉴别这两个疾病不难，关键是必须考虑到这些问题。胆囊炎、胆石症的疼痛非常剧烈，为绞痛，有诱发因素，如吃油腻食物等，伴有胃肠反应，在右肩没有压痛点，同样不会影响右肩关节的活动。B 超、CT 和内科检查也可帮助鉴别。

I. 与肺癌的鉴别：医学上将肺尖部的癌肿称为上沟癌，由于肺尖的周边区域有许多的神经丛，当肺尖的肿瘤侵犯或者压迫这些神经丛时，往往出现各种神经症状，出现肩部的疼痛，呈烧灼样的疼痛，以夜间为甚，向腋下、上臂内侧放射。如果臂丛神经严重受压，还会影响肩部和上臂的活动。

部分肺癌病人常常表现为肩臂痛，但肺部症状不明显，易被误诊为冻结肩，而延误治疗。因此，治疗冻结肩首先应排除肺癌等，肺癌产生肩臂痛有以下特点：a. 疼痛：初起肩臂轻度酸胀，以后以疼痛为主，甚至剧烈疼痛，疼痛多为同侧肩臂，少数为双侧肩臂，止痛药、针灸等只能暂时缓解疼痛，不能阻滞疼痛进行性加重，可伴有上肢麻木乏力。b. 压痛：肩部压痛大多不明显。c. 运动障碍：一般无关节运动功能障碍。如果臂丛神经严重受压，也可影响肩部和上臂的活动。d. 淋巴结肿大：颈部或锁骨上淋巴肿大，甚至出现脸部水肿、上胸臂静脉怒张等上腔静脉综合征的症状。e. 呼吸道症状：可有咳嗽、咯血等症状。f. 肺部检查。X 线胸片、支气管镜、CT 等可确诊。

J. 与肱二头肌长头腱鞘炎的鉴别：肱二头肌长头腱鞘炎是由于肱二头肌长头长期的摩擦或过度活动而引起腱鞘充血、水肿、增厚，导致粘连和肌腱退变，产生症状，是需与冻结肩相鉴别的疾病之一，可以从以下几方面来进行鉴别：a. 疼痛。冻结肩以肩部局限隐痛为主，肩部上举、外展及旋转活动时疼痛明显加重，以肩关节各方向的活动功能障碍为主；肱二头肌长头腱鞘炎也存在肩部的疼痛，以肩关节外展后伸时疼痛加重为特征的关节外展外旋运动受限，其他方向运动并不受限。b. 压痛。冻结肩检查时局部压痛点在肩峰下滑囊、喙突、肱二头肌长头肌腱、冈上肌附着点等处，常见肩部广泛压痛而无局限性压痛点。肱二头肌长头腱鞘炎检查时，在肩前相当于肱骨结节间沟内的肱二头肌肌腱长头部位局限性深压痛，无其他部位压痛点。此外，体格检查时，肱二头肌长头腱鞘炎有特殊的阳性体征，即肱二头肌抗阻力试验阳性，而冻结肩病人一般无此体征。冻结肩病人有自愈倾向，部分病人可自愈；而肱二头肌长头腱鞘炎却无此特点。

K. 与肩峰下滑囊炎的鉴别：肩峰下滑囊炎多为继发于相邻组织的病变，特别是冈上肌腱炎或冈上肌腱断裂后。原发性肩峰下滑囊炎多因急性外伤引起，也可起于积累性劳损，病人多为青年人，肩部疼痛，疼痛部位多在肩峰下，有局限性隆起有囊性波动感。在三角肌前后缘处向外突出，在前边加压力，则三角肌后边膨大突出，反之，则三角肌前缘膨出。压痛点多在肋骨大结节处，肩关节外展及旋转受阻明显。冻结肩多无直接外伤，50 岁前后老年人患病居多，疼痛多在肩肱关节及其周围的软组织，三角肌前后无局限性隆起包块,三角肌前后缘加压,局部无前后膨大突出表现,压痛多在盂肱关节及周围的软组织,肩关节各个方向活动均受限制。

L. 与胸廓出口综合征的鉴别:胸廓出口综合征指臂丛神经和锁骨下动、静脉在胸腔出口部和胸小肌喙突附着部受压所引起的综合症状。可因颈肋、前斜角肌附着部先天性肥大,前、中斜角肌先天性分离不全将出口减少挤压锁骨下动脉和臂丛神经引起。包括过去所谓的颈肋综合征、前斜角肌综合征、锁肋综合征、过度外展综合征等。一般主诉单侧肩臂痛、手臂发麻、乏力感,患臂持重物或上举时症状加重。Adson 试验阳性(头旋向后方或同时上肢上举,桡动脉搏动由减弱到消失为阳性)。X 线摄片有时可发现存在颈肋,特殊体征可与冻结肩作出鉴别。

M. 与肩手综合征的鉴别:这是一种原因未明的上肢自主神经功能异常引起的疼痛综合征。与 Sudeck 骨萎缩属于同一类病变,一般在损伤后发生。主要症状是肩、上肢及手部疼痛、运动障碍、伴血管运动障碍,肢体肿胀、水肿、皮肤温度升高、发热,充血、手指喜取伸直位,被动屈曲出现明显疼痛,肩关节活动往往受限,但无局限性压痛,可采用解热镇痛药和扩张血管药物加强患侧手功能的锻炼。

N. 内分泌疾病:糖尿病病人常并发冻结肩,可能与糖代谢紊乱有关,在此基础上加上劳累、受寒原因可使肩关节抵抗力减低而引起该病。甲亢系自身免疫性疾病,由于甲状腺素分泌过多,蛋白质分解代谢加速,呈负氮平衡而致肩周疼痛、肌无力、出现肌萎缩。因此,少数久治不愈的冻结肩可能由于内分泌疾病引起,要仔细寻找病因,要治疗冻结肩的同时,给予原发病的治疗使冻结肩得以根治。

医生对冻结肩病人会
进行哪些治疗

冻结肩的治疗没有一个统一的最优方案,绝大多数病人最初的治疗都是非手术治疗,包括口服药物、物理治疗、注射药物或其他方法治疗;如果非手术治疗效果不理想,可考虑采用手术治疗,包括麻醉下的手法松解、关节镜下或开放手术松解,或者几种方法结合起来。虽然冻结肩治疗方法层出不穷,但治疗的基本理念都是消除病理因素以缓解疼痛,松解挛缩的肩关节囊,增加肩关节的活动度。

1. 非手术治疗

① 口服药物治疗:原发性冻结肩急性期宜保守治疗,以止痛为主。使用非甾体消炎镇痛药(NSAIDs),如吲哚美辛(消炎痛)、双氯芬酸(扶他林)、布洛芬缓释胶囊(芬必得)等,均有较好的消炎镇痛的效果。老年人使用该类药物须注意剂量不要太大且不宜长期应用,以免损害肝肾功能。由于 NSAIDs 一般都有胃肠道不良反应,胃、十二指肠溃疡的病人要慎用。选择性环氧化酶 –2 抑制剂能达到抗炎、镇痛的目的,对胃肠影响相对较小,受到越来越多的病人的欢迎,如塞来考昔(塞来昔布,西乐葆)等。肌肉松弛药如氯美扎酮片(芬那露)、巴氯芬(氯苯氨丁酸,脊舒)、氯唑沙宗等不仅能缓解肌痉挛,还兼有止痛效果。有研究表明,口服药物治疗效果大约维持 6 周左右,在此期间配合规律的功能锻炼能够取得更好的效果,疼痛减轻及关节活动度增加,6 周之后疗效似乎可能减弱。

② 物理治疗:在某些情况下物理治疗可能是冻结肩的主要治疗手段,这里要强调病人自觉的功能锻炼。患肩主

动活动,配合温和的被动活动,推荐每次 5~10 分钟规律的锻炼,每天锻炼数次,比一次长时间锻炼效果更好。在被动肩关节活动锻炼的时候,要使肩关节的各方向活动度略微超过引发疼痛的活动范围。为了达到更好的效果,建议同时服用止痛药物,并在锻炼前先热敷肩关节,而在锻炼结束时给予冷敷。功能锻炼时要温和地进行,严禁使用暴力,作为病人也要有忍受锻炼时带来的轻度疼痛不适的心理准备。当然,在急性期疼痛剧烈的情况下,可以用三角巾或颈腕吊带吊起患肢制动,可以使局部得以休息,有利于无菌性炎症的吸收,在疼痛可以耐受的状况下开始功能锻炼。

其他的物理治疗方法,如短波、微波、超声、按摩、红外线灯照射、磁疗、经皮神经电刺激、高压氧治疗等方法均可作为辅助措施采用,但治疗效果众说纷纭,也不能代替病人本人的功能锻炼。还有一点需要特别强调,任何一种冻结肩的治疗方法,不管是非手术治疗还是手术治疗,都需要病人配合功能锻炼才能达到良好的效果。

③ 注射治疗:有多种注射方法用来治疗冻结肩,可简单地分为肩关节内注射和关节外注射。肩关节内注射可以注射治疗药物进行治疗,还可以和膨胀关节囊一起进行,从而达到化学药物治疗和物理治疗的双重目的,主要是针对原发性冻结肩。其他还有肩关节周围痛点封闭注射及神经阻滞治疗。

关节内注射一般用于冻结肩的急性期,通过关节内注射止痛药物(如布比卡因、利多卡因等局麻药)及皮质类固醇激素[如可的松、曲安奈德、二丙酸倍他米松(得宝松)等]以控制肩关节内炎症发展,减轻疼痛,保持关节活动,进而防止肩关节粘连的形成。临床观察这一方法具有良好的效果,被临床广泛应用。

关节扩张法又被称为水成形技术，主要针对关节腔容量的减小进行治疗，是向关节腔内注入液体，通过液体分离关节腔内粘连的关节囊和滑囊，逐渐扩张关节囊，达到松解的目的。另外，注入的液体在一定程度上稀释了盂肱关节内的代谢产物和酸性致痛物质，缓解疼痛症状。有单纯往肩关节内注入生理盐水的，也注入混有止痛药物及皮质类固醇激素进行治疗的，也有和造影剂同时注入动态观察分步注入的。一般说来，肩关节粘连越严重、关节腔容积减小越严重的，能够注入的液体量越少，效果越差。如能向肩关节内注射 40~50 毫升以上液体，关节囊的扩张比较满意，若配合注射药物、麻醉下手法松解与病人后续的功能锻炼，能够取得良好的效果。

封闭治疗主要是针对疼痛扳机点进行注射治疗。痛点多分布在结节间沟、肩峰下、肩胛冈外侧等部位，采用局部麻醉药物（如利多卡因）等加皮质类固醇激素［如可的松、曲安奈德、二丙酸倍他米松（得宝松）等］进行痛点注射治疗，每周 1 次，一般2~3次即可。局部封闭对于缓解疼痛有满意疗效，适用于急性期疼痛较甚者。

神经阻滞注射属于局部麻醉治疗，有报道肩胛上神经、肩胛下神经周围或臂丛神经肌间沟注射局麻药物，可以缓解冻结肩的疼痛症状，然而疗效维持时间短暂，没有证据表明能够改变自然病程。

医生为了争取更好的临床效果，根据病人的症状，也经常会将上述治疗方法结合起来应用。

④ 中医中药：在中医学上，冻结肩属于"肩痹"范畴，治疗主要有内服外敷中药、推拿、针灸、火罐等方法，需要就诊时根据急慢性不同病期，病情轻重，选其所宜，辨证施治。在此，只能简单介绍通用原则及某些代表治疗方，供读者

参考。

推拿:急性期以轻手法为主;慢性期宜稍重。a. 拿法:先用拿法拿捏冈上部、肩部、上臂部,自上而下,疏松筋结,然后以冈上及肩部为重点,自上而下揉摩。以舒筋活络。b. 摇肩:病人坐位,术者立于患侧,握住腕由前→上→后→下反正划大圈,范围均由小渐大,摇摆过程中,外展尽量在90~120度之间轻度上举。c. 半量旋肩与牵抖,前者解黏,后者和伤。令病人坐位,双手握腕、松臂,在向下牵引动作的同时,以臂用力均匀颤动3~5下。

口服中药:急性期疼痛剧烈,夜不能寐的病人治宜舒筋止痛为主,可用乌头汤加减,基本方如下:麻黄10克,芍药30克,黄芪30克,甘草10克(炙),川乌10克(先煎)。注意:此方不可以久服;慢性期可用黄芪当归汤加减,基础方如下:黄芪60克,当归20克,桂枝12克,白芍20克,炙甘草16克,大枣10克,威灵仙20克,穿山甲6克,防风12克,蜈蚣2条,生姜10克,羌活12克。每日1剂,水煎服。

外用中药:急性期肿痛较重时外敷消瘀止痛膏等,慢性期用熏洗法或用奄包热熨患处治疗,如活血舒筋洗剂等。活血舒筋洗剂基本方如下:伸筋草30克,透骨草30克,桑寄生30克,骨碎补30克,土牛膝30克,归尾15克,红花15克,秦艽15克,五加皮15克,木瓜15克。外用熏洗,忌口服。

针灸:急性期取穴"肩三针"(肩髎、肩前、肩贞)及天宗、臂臑、曲池等,用泻法,以疏风通络,散寒止痛;手法用提插捻转,以肩臂痛胀麻为主,留针20分钟即可出针。慢性期可用补法,建议加用艾灸,也可以使用电针。

小针刀:是针灸治疗的一个分支,需要实施治疗的医生具备良好的肩关节解剖知识和娴熟的小针刀技术,也有学者把这种方法列入微创手术治疗范畴。小针刀一般在局部麻醉下进行,治疗前通过体格检查确定冻结肩病人病变主要涉及的部位,针对性地对喙肱韧带、各部位肩关节囊、肱二头肌间沟等部位进行松解。由于处于盲探穿刺,有医源性误伤风险存在,也很可能松解不彻底。也有医生将小针刀在影像引导下进行操作,针刀松解与手法松解相结合,以期获得更彻底的效果。其优点在于损伤小,恢复快,门诊操作即可。

⑤ 其他非手术治疗

降钙素(立钙息)肌内注射或鼻腔喷雾给药治疗各种类型的冻结肩均有效,治疗原理一说是基于冻结肩属于"反射性交感神经营养不良"的理论,机制尚有待深入研究。另一说法是降钙素(立钙息)有类啡肽样作用,具有中枢镇痛效果,能够缓解冻结肩病人疼痛而达到治疗目的。

也有文献报道,利用放射治疗可以缓解冻结肩疼痛,但这不能作为大众接受的一种治疗方法,一般只用于外伤术后肩关节异位骨化继发冻结肩的治疗,除了止痛,还能防止异位骨化的再发。

2. 手术治疗

冻结肩病人经过治疗后关节活动度恢复不满意,或者经过3~6个月严格非手术治疗效果不佳的病人可以考虑手术治疗,不论是麻醉下手法松解还是关节镜下或开放手术松解治疗,都需术后配合系统的功能康复才有良好的临床疗效。

① 麻醉下手法松解:即在麻醉状态下,通过手法松解关节周围的粘连组织,以恢复肩关节活动度。一般说来,非手术治疗效果不佳时可采用这种治疗方法,而手法松解更适用于原发性冻结肩,对于外伤手术后合并肩关节活动受

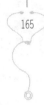

限并不太适合。另外,冻结肩的急性期不适宜手法松解,因为急性炎症期的手法松解会加重关节囊的损伤,使术后的肩关节活动恶化,一般要等到病人仅有活动终末痛的阶段或仅有活动受限而没有或基本没有疼痛,代表炎症期基本结束才适合接受麻醉下手法松解。

手法松解可以在全身麻醉或者局部麻醉(神经阻滞麻醉)下进行,但麻醉必须达到良好的肌肉松弛才可以进行手法松解。局部麻醉时病人可以清醒地体验到肩关节活动度的改善,而全身麻醉时病人可能更为放松,术后可用麻醉镇痛泵持续泵入低浓度镇痛剂以便病人能在术后立即进行功能康复锻炼。

手法松解一般先外展肩关节以松解下侧关节囊,因为这样风险最小,然后术者再控制力度和方向进行前上侧关节囊、后上侧关节囊等部位的松解,这时需要对肩关节进行旋转,如果这样松解有很大阻力而松解不开,建议转为关节镜下松解比较安全。手法松解成功后如果用关节镜或者切开手术观察,可以发现关节囊前侧、后侧、下侧、肩胛下肌及肌腱、冈上肌及肌腱、肱二头肌长头腱可能都有部分撕裂或损伤,手法松解就是通过这些软组织的部分撕裂以达到解除活动限制的,而冻结肩的病人很多关节囊及相关韧带明显挛缩增厚,需要很大力量才能松解开,且部分病人有局部的骨质减少,所以,采用手法松解有骨折、关节脱位、肩神损伤、臂丛神经损伤、关节周围软组织损伤等并发症,治疗需要慎重。

对于合并长期糖尿病的病人推荐手法松解更要谨慎,研究表明,长期糖尿病病人有炎症粘连的易患倾向,即使手法松解也难达到满意效果或者很容易再次形成冻结肩,程度甚至更严重,使治疗进入更加艰难的境地。

因此，手法松解是有一定难度的，不同手法可能疗效不同。为了降低手法松解产生并发症的风险，医生也经常将手法松解和关节囊扩张、关节镜或切开手术松解结合起来进行。

② 关节镜下手术松解：在进行手法松解时，肩关节囊实际是有部分撕裂以利于关节活动度的增加，但这种治疗方法对于关节滑囊的炎症没有治疗效果，而研究证实滑囊炎症是肩关节发生粘连的主要因素，也是肩关节囊在术后再发生挛缩的主要因素。

冻结肩关节镜下松解术则可以切除肩袖间隙处的炎症滑膜，充分松解使关节挛缩的病变结构，分离肩下方关节囊，术后对于缓解冻结肩疼痛和恢复关节活动度具有明显疗效。

关节镜下松解的优点在于损伤较小，术后瘢痕少，可以在直视下先观察肩关节的各种病变并做相应处理，松解彻底，医源性误伤风险小。镜下检查时可以发现滑膜炎症充血，盂肱关节囊增厚挛缩，关节间隙狭窄等病变，采用电动刨刀、等离子汽化电刀等设备可以有效切除炎性滑膜，依次松解肩袖间隙、上盂肱韧带、喙肱韧带、前侧关节囊、中盂肱韧带、下盂肱韧带的前侧束和后侧束、肩胛下肌及肌腱、下侧关节囊和后侧关节囊等组织结构。关节镜下手术还可以同时完成肩峰成形、切除锁骨远端、肩峰下滑囊和三角肌滑囊等操作，解除冻结肩的合并疾病因素，以达到更好的效果。

相对于麻醉下手法松解来说，关节镜下松解不会导致骨折，也极少出现肩关节脱位的并发症，镜下直视观察也有利于防止过度松解和关节囊撕裂等情况发生，理论上讲术后也有发生肩关节脱位的风险，但由于冻结肩病人倾向于

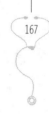

发生粘连的体质,临床实际极少见术后肩关节脱位。

相对于切开松解来说,关节镜的损伤更小,而且关节镜下可以360度松解,而切开松解难以达到这种效果,对炎性滑囊的切除关节镜下操作也更有效。但镜下松解总的说来主要针对关节囊内病变,而关节外的病变很难达到治疗目的,更适合原发性冻结肩及部分继发性冻结肩病人,而对于创伤骨折或术后而产生获得性冻结肩的病人无效或效果欠佳。

随着近年来关节镜微创外科技术和设备的进步,关节镜下松解逐渐成为治疗冻结肩的重要手段,这对于注重生活质量、希望缩短自然愈合时程,或保守治疗无效的冻结肩病人,是一种良好的治疗手段。

③ 切开手术松解:肩关节囊外软组织挛缩导致获得性冻结肩的病人,如肩关节脱位行 Putti-Platt 手术治疗后病人,采用物理治疗及麻醉下手法松解没效果者,也不太适用关节镜下松解。对于那些手法松解后再次发生挛缩的病人,尤其是合并长期糖尿病,还有部分严重冻结肩的病人,切开手术时可以发现除了肩关节囊有挛缩改变,喙肱韧带也严重纤维化,弹性消失,甚至波及到肩胛下肌、胸大肌等关节外肌肉发生严重痉挛短缩,单纯关节镜下松解也难以达到治疗目的,需要切开手术彻底松解这些组织。

手术一般取肩关节前侧入路,分层切开软组织,充分切除引发挛缩的瘢痕组织,肩关节外展,轻度屈曲以放松三角肌,松解三角肌时特别注意防止误伤腋神经,当三角肌下粘连彻底松解,肱骨头可以在三角肌下自由旋转时,松解肩峰下间隙。然后,寻及联合肌腱和肩胛下肌腱进行钝性和锐性分离,并松解肩袖间隙。此时,需检查肩关节功能以评估松解程度,在外旋严重受限的病人当中,肩胛下肌及前侧关节囊必须松解,可进行Z字成形术缝合。如果外展及内旋受限明显,要松解下侧及后侧关节囊,术中需要对肱骨头进行牵引以便暴露手术视野。如果缝合完成,需要谨慎小心地进行肩关节术后活动度检查。

切开松解的缺点在于术后疼痛及软组织炎症反应较明显,因为软组织及关节囊的损伤较大限制了活动的恢复,术后不能马上进行主动康复训练,一般要4周待修复的肩胛下肌腱愈合以后才可以进行主动活动锻炼,在此期间,最好是由专业的康复师指导病人进行被动活动。

总的说来,没有什么治疗措施是一成不变的。实际上,医学资料表明,很多治疗包括非手术治疗及手术治疗都有效,所有的治疗措施都有优缺点。因此,治疗措施必须个体化以争取达到最可能的最佳效果。

经医生诊断治疗后
病人应怎样进行康复

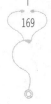

加强康复锻炼是治疗和防止冻结肩再发的有效方法,贵在坚持,如果不坚持康复治疗,则肩关节的功能难以恢复正常,最终可能会遗留肩关节活动受限。受凉常是冻结肩的诱发因素,治疗的同时,病人应重视保暖防寒,勿使肩部受凉。冻结肩的治疗原则是针对的不同时期,或是其不同症状的严重程度采取相应的治疗措施。冻结肩的治疗应以保守治疗为主。一般而言,若诊断及时,治疗得当,可使病程缩短,运动功能及早恢复。

① 在冻结肩急性期:此期即疼痛期,病人的疼痛症状较重。而功能障碍则往往是由于疼痛造成的肌肉痉挛所致,所以治疗主要是以解除疼痛,预防关节功能障碍为目

的，缓解疼痛可采用吊带制动的方法，使肩关节得到充分休息；或利用封闭疗法，在局部压痛最为明显处，注射泼尼松龙（强的松龙），或用电疗法、温热敷、冷敷等物理治疗方法解除疼痛，必要时可内服消炎镇痛类药物，外涂解痉止痛酊剂等外用药物。在急性期，一般不宜过早采用推拿、按摩方法，以防疼痛症状加重，使病程延长。一般可自我采取一些主动运动练习，保持肩关节活动度，在急性期过后方可推拿、按摩，以达到改善血液循环、促进局部炎症消退的目的。冻结肩急性期的治疗应注意适当休息、局部保暖。如无明显不良反应，还可进行一定时间理疗，如超短波、短波、微波等都有较好的止痛效果。

② 在冻结肩的冻结期：关节功能障碍是其主要问题，疼痛往往由关节运动障碍所引起。治疗重点以恢复关节运动功能为目的。采用的治疗手段可以用理疗、西式手法、推拿、按摩、医疗体育等多种措施，以达到解除粘连，扩大肩关节运动范围，恢复正常关节活动功能的目的。针对功能障碍的症状，严重的冻结肩病人必要时可采用麻醉下大推拿的方法，分开粘连。在这一阶段，应坚持肩关节的功能锻炼。除了被动运动之外，病人应积极主动配合，开展主动运动的功能训练，主动运动是整个治疗过程中极为重要的一环。到了缓解期则需要加强肩关节的运动锻炼，可通过持续被动活动的方法进行运动，效果较明显。它是利用持续被动活动仪器带动患侧肩关节进行缓慢被动活动，逐渐扩大肩关节的活动范围，而不引起肩关节的明显疼痛。

③ 在冻结肩的恢复期：恢复期以消除残余症状为主。主要以继续加强功能锻炼为原则，增强肌肉力量，恢复在早期已发生废用性萎缩的肩胛带肌肉，恢复三角肌等肌肉的正常弹性和收缩功能，以达到全面康复预防复发的目的。

除了针对不同病程采取不同的治疗措施外,还应针对病情的严重程度考虑治疗措施。在这一点上,西医专家认为,可根据被动运动试验中因疼痛而造成的运动局限和终末感觉来判定其严重程度并指导治疗。假如被动运动中,病人的疼痛发生于终末感觉前,此时冻结肩往往是急性的,不宜采取主动运动体疗;如果病人的疼痛发生于终末感觉的同时,就可适当采用主动运动体疗;当达到终末感觉时无疼痛,则应采用主动运动体疗。

在冻结肩的治疗过程中,如果病人接受了麻醉下手法松解和关节镜下松解手术,术后第一天就可以开始进行功能康复锻炼。切开手术后 4 周只能在安全范围内做被动的关节活动度锻炼,术后 6 周内也是以恢复关节活动范围为主,6 周后如果肩关节活动范围接近正常就可以开始进行等容肌力训练。

康复锻炼最好和自己的主治医生进行详尽的沟通,一般情况下医生也会给病人康复计划让病人遵照练习。康复锻炼在病人可以忍耐的轻度疼痛范围内,建议每次锻炼 10~20 分钟,每日锻炼 5~10 次,练习的强度应从弱到强,运动的幅度应从小到大,锻炼前可以采用热敷使肩关节柔韧性增加,锻炼后可以采用冷敷减轻疼痛反应。如果站立位锻炼难以接受,可以躺在床上或坐位练习会更易于接受。

下面我们分别介绍一些康复训练方法供读者参考。

第一类:扩大肩关节活动范围

① 滑轮法:利用健手辅助患手完成肩关节的辅助主动运动。根据肩关节活动受限的运动模式,调整滑轮的方向和位置,如上举困难可以将滑轮置于病人的侧前上方。

② 人双手握住肋木下蹲,利用躯干重心下移牵伸肩部

软组织,使肩关节活动范围得到改善。

③ 沿墙壁或肋木等向上爬动,做手指攀高运动。

④ 棍棒操:a. 双手抓握体操棒,用健侧手协助患侧上肢完成上举,然后将体操棒放在头后方,如此反复练习。b. 将体操棒置于身体后方,双手抓握,利用健侧上肢带动患侧上肢做肩关节的伸展动作。将体操棒贴着身后上下运动(肩胛骨内收、肩内旋)。c. 双手抓握体操棒顶端,利用健侧上肢协助患侧完成肩关节外展动作。

第二类:增加肩部肌肉力量

① 患侧手抓握沙袋或哑铃,躯干轻度屈曲,肩关节充分放松,进行前后摆动和左右摆动训练,此训练对关节挛缩有显著的改善作用。

② 利用墙壁肩关节训练器做肩关节的屈曲、伸展和环转动作的训练。

③ 游泳:开始可以在水池内做上肢体操,待活动度有所改善后开始慢慢游泳,最后改为仰泳,此训练既可扩大关节活动范围,又可增强上肢肌力。

第三类:肩关节功能障碍严重病人的康复锻炼方法

主要是进行肩关节挛缩的伸张疗法:

① 病人仰卧位,治疗师一手置于病人肩关节上方,另一手握住患侧屈曲的肘关节,双手交替用力,使肩关节沿肱骨纵轴上下运动。

② 前手法实施后,握肘关节的手稍向近端移动,做上臂的屈曲、伸展动作。

③ 治疗师固定肩部的手向外侧移动,向躯干的方向施加压力,另一手握肱骨近端,做肱骨头向内、外的活动。

④ 治疗师一手固定肩关节,沿躯干纵轴向下用力,固定肩关节;另一手握住屈曲的肘关节向外牵拉,同时利用治

疗师的腹部抵住病人的上臂,使肩关节逐渐外展(在可以耐受的程度内进行)。

⑤ 病人仰卧位,肩关节外展,肘关节屈曲,治疗师一手握住病人肘关节,利用同侧的前臂、肘关节固定病人的上臂和肩关节;另一手握住病人腕关节,在向外牵拉肘关节的同时进行内、外旋转的训练。

⑥ 病人俯卧位,治疗师一手固定病人的肩关节,另一侧手握住肘部利用双手相对的用力,进行肩关节外展的训练。

⑦ 病人仰卧位,治疗师一手放在病人肩上固定,另一手握住肘部,一面向上牵拉,一面使之屈曲,上述动作可使肩部外旋。

第四类:预防冻结肩或防止治疗后,冻结肩再发的自我锻炼疗法

① 下垂摆动运动:体前曲90度,患肢下垂,向前后摆动,内外摆动,然后做摆动划圈。注意肌肉要松弛,摆幅要由小到大。每次要摆动到手指微有麻木感为止。高血压病人应注意体前曲时不宜过低。

② 原地云手练习:与太极的云手相同。左云手:身体转向左方,成左弓步,同时左手随之经上前(高不过眉)向左方按出,右手随转身也经下方(腹前)划弧向左肩;右云手:身体转向右方,成右弓步,同时右手随之经上前(高不过眉)向右方按出,右手随转身也经下方(腹前)划弧向右肩。

③ 肩臂环绕练习:两脚分立,与肩同宽,两臂自然下垂。以肩为轴,两臂向前绕环10次,向后绕环10次。幅度由小到大,可重复做2~3遍。

④ 手指爬墙运动:病人向墙壁直立,距离约70厘米,患侧臂稍屈前举,示指贴于墙。患臂随示指、中指和无名指轮

流向上爬行并逐渐伸直手臂,当不能再往上时,用手掌扶住墙,两腿弯曲,向墙做正面压肩动作;然后换成侧面做,动作同前。以上动作各重复做3~5次。注意动作要慢,关节活动幅度要大,出现疼痛时,只要能忍受,就尽量坚持。

⑤ 冲拳练习:两膝微屈,分腿站立与肩同宽,两手握拳置于腰间,拳心向上。右手用力向前冲拳,前冲时,拳心逐渐转向下,拳收至腰间时,拳心恢复向上。右手做完,改换左手。以上动作做4个8拍。

⑥ 持棒运动:分腿直立同肩宽,两手持棒自然下垂,两肩放松,左臂前摆至前下45度。同时右臂后摆至后下45度,左右臂动作交换,连续做8个8拍。分腿直立同肩宽,两手持棒于体前交叉。两肩放松,两臂侧摆至侧平举,还原成预备姿势,连续做8个8拍。

⑦ 木棍操:选择一长度120厘米左右木棍,进行下面动作。a.上举运动。两手持棍(稍宽于肩),分腿直立,两臂上举,还原。b.侧举运动。两手持棍两端(掌心相对),分腿直立,做左右侧上举运动,需以健手发力推送患肢。c.后伸运动。两手持棍(稍宽于肩)置于臀后,两手持棍后伸,上体微前屈,还原。各做4个8拍。

⑧ 徒手运动法:徒手运动法较以上运动方法更为简便,可以随时进行锻炼,其疗效也比较可靠。以下方法可供参考使用。a.患侧上肢前伸高举,继而向对侧肩关节高举,并由上向下垂直对侧肩头。b.患侧肘关节屈曲,先摸同侧头顶,再摸对侧头顶。c.患侧手臂放于后伸位,练习后伸摸背,尽量触到对侧肩胛骨,以加大肩关节后伸内旋活动。d.坐、立位均可,肘关节屈曲成90度,两肩上耸(耸肩),由弱到强。e.弓箭步,作两臂前后交替摆动(前后甩手),或两脚分开立,上体前屈,两臂下垂,同时向上左右外展(左右甩

手),幅度尽量大。f. 站立两足分开,患侧臂伸直由前向后,由后向前按顺时针、逆时针方向做划圆圈运动(肩环转)。g. 双手互握,放在头部上方,逐渐向头顶方向伸展到最大范围,尽量使肘关节伸直(冲天炮)。h. 站立两足分开,向前弯腰90度,患臂自然下垂,由外向后,由后向前,由小到大进行划圈活动,至最大限度。i. 取半蹲位,双手握拳,肘关节屈曲,前臂旋后,由腋下向前伸出,而后做外展外旋,又将前臂置于旋后位,从背后收回到腋下,再反复数次。即前臂做划圈活动的同时,使肱骨和肩关节做内旋和外旋活动。两臂交替以上动作。j. 梳头动作:双手交替由前额、头顶、枕后、耳后,向前、纵向绕头一圈,类似梳头动作,每次绕15~20圈,每天做3~5次。

总之,冻结肩的治疗方法很多,但无论采用哪一种方法,其目的总不外乎解除局部组织的粘连和肌肉痉挛,舒筋活络,散淤止痛,恢复肩关节的原有功能。经过治疗后,虽能剥离粘连,但是如果不进行积极、合理的功能锻炼,肩关节仍处于固定状态,还会引起新的粘连。因此,功能锻炼与治疗具有同等的重要性。在进行功能锻炼时应注意以下几点:

① 要循序渐进,持之以恒:只有长期坚持功能锻炼,才能巩固手法治疗之功效,才有促进肢体功能的恢复,缩短疗程。

② 在进行功能锻炼时,全身放松,上肢要伸直放松:精神要集中,不要紧张。

③ 不要用力过猛,以免引起疼痛,从而影响功能锻炼:开始时动作宜小,速度要慢,逐渐地放开动作,加快速度,但必须在功能限度以内,不要操之过急。要慢慢地停止动作,不要突然结束。

④ 锻炼的次数,要酌情而定,不要勉强;但是,一定要坚持功能康复锻炼。

随访告知:请按医生临床处方进行定期门诊随访,防止病情反复。

肩 锁 关 节 炎

患了肩锁关节炎主要有哪些症状

　　肩锁关节病变主要由职业性劳损、慢性运动损伤以及退行性骨性关节炎等微小的累积性损伤引起,并可累及周围软组织,主要临床表现为局限性肩痛,肩锁关节肿胀、压痛,上臂上举超过150度以上时疼痛加剧,肩关节被动极度内收时疼痛加剧发生典型的活动障碍。肩锁关节是上肢与躯干间的一个重要连接点,对肩胛骨和上肢起支撑作用。肩锁关节在结构上是典型的滑车关节,剪式应力作用下最易使肩锁关节的关节软骨面受损伤。职业性的反复劳损或运动损伤可使喙锁韧带松弛或部分撕裂,肩关节出现松动和不稳定(又称半脱位),关节的不稳定常导致关节损伤和退变,软骨面磨损,软骨下骨硬化;肩锁关节的上方或前方边缘形成骨赘以及纤维关节囊增厚,则易累及肩峰侧和锁骨外侧端,尤其以锁骨端为明显;骨赘向下生成则可累及肩峰下滑囊炎和冈上肌腱,引起无菌性炎症。

1. 疼痛

　　疼痛是肩锁关节炎的最常见症状。无需提示,几乎所有病人,当他们开始描述他们的症状时,均直接自行指向肩锁关节处。对肩锁关节疼痛的诊断基本均可确定为肩锁关节炎。

　　① 疼痛性质:肩锁关节的关节炎改变可引起肩部活动(累及或不累及肩袖和撞击综合征的产生)的长时间疼痛。由于病损的程度不同,发病的时间长短不一,病人对疼痛性

质的描绘可能不尽相同,肩锁关节的慢性劳损和陈旧性损伤一般表现为酸痛、胀痛,也可见于某些风湿或类风湿性病变;关节囊、韧带、滑膜等急性损伤者多见刺痛、刀割样痛。

疼痛的程度依病人的耐受性和痛阈不同,表现或轻或重。即使是病症初起时,对部分病患而言,可能是难以忍受的剧痛,入睡困难或夜间痛醒,严重影响生活质量;而对耐受力强的病人,可能初期感觉痛觉并不是很剧烈,因而迁延数月,或至中后期因关节粘连,由于存在无法自行缓解的肩部功能障碍方来就诊。

肩锁关节处运动后迟发性疼痛,局部体征不明显或仅轻微肿胀,根据这种症状与体征极不对称的特点,可以确诊。夜间痛苦程度取决于炎症反应的强度,可能出现一个动态变化的过程。

② 疼痛的部位:肩锁关节病变的表现特征是疼痛,通常局限于肩锁关节的顶部,稍偏上或后方,不仅包括肩锁关节,还含有三角肌的前外侧部、肩胛上区域(累及斜方肌和冈上肌),以及颈前外侧部,不向他处放散。不同病人的肩锁关节炎疼痛表达可能是完全不同的。活动时,尤其进行需要上举过头顶运动时,肩锁关节炎疼痛会加重。病人常能准确指出疼痛的部位。

③ 疼痛与活动的关系:肩部活动,尤以上臂上举过头顶的活动所引起的疼痛严重,而肩部活动减少甚或不活动往往可令疼痛减轻。绝大多数病人因肩部活动可诱发疼痛加重,不愿活动,又因长期不活动使肩部粘连更加重,痛也加重,形成恶性循环。严重的病人,因疼痛而使肩关节各方向活动均受限,不能梳头、洗衣,严重影响日常生活。

2. 肿胀

肩锁关节炎病人有来自关节盂唇的明显隆凸,并有局部的触痛。于肩锁关节处可有肿胀及局部压痛、甚则可于急性期出现红、热并见的肿胀。肿胀通常局限于肩锁关节处及环周。如伴肩锁关节脱位则肿胀、畸形更明显。应用局部热敷和锻炼的保守疗法有助于缓解症状,偶尔严重的病例可考虑行肩峰切除术。随病症缓解,肿胀逐渐消退。

3. 活动受限

多数肩锁关节炎病人的肩关节活动可使疼痛加重,肩锁关节可有肿胀,局部压痛,充分上举达 150 度以上时疼痛加重。当肩关节做被动极度内收时,也可以使疼痛加重。所以不愿意活动,久而久之,肩部的粘连更加严重,形成恶性循环。肩锁关节炎晚期由于粘连严重,病人的肩臂各方向活动均受限,影响日常生活和工作。

患了肩锁关节炎
需做哪些检查

1. 体格检查

① 一般体检:望:观察两侧肩是否平衡、对称。脱衣时察肩部的动作是否灵活。正常肩部的活动自然而又对称,不正常的活动大多见于单侧肩部疾患,病人为了减轻疼痛会避免做引起疼痛的动作。前面观:肩部的望诊要双侧同时进行,以资比较。隆起的肩锁关节提示肩锁关节骨关节炎或肩锁关节半脱位。侧面观:无明显肩关节肿胀。后面观:肩胛骨的形状和位置是否正常,或小和高,注意与先天性肩胛骨高位症(Sprengel 肩)和短颈畸形综合征相鉴别。上面观:可见肩锁关节的肿胀。锁骨上窝对称,非创伤病例锁骨无畸形。

A. 触:触诊分为骨骼触诊和软组织触诊,要有系统有

顺序的进行,以下分别介绍:

骨骼触诊:病人端坐,检查者站在病人背后,触摸喙突后,手指重新回到锁骨。并继续向外触摸,直至到达肩锁关节。肩锁关节很容易触及。肩带活动时,肩锁关节也随之活动,更易于确定。触诊时需嘱咐病人屈伸肩数次,即可感觉肩锁关节活动。肩锁关节炎可有压痛并伴有捻发音,往往是骨关节炎或锁骨外侧端脱位的征象。

软组织触诊:肩部软组织的触诊可分为 4 个区域:旋转轴、肩峰下和三角肌下滑囊、腋窝、肩带的主要肌肉。肩部软组织的触诊常与肌力测定同时进行。肩锁关节上方的触痛见于近期的肩关节脱位和肩关节的骨性关节炎。后者常可触及关节盂唇,当臂部外展时还可触及闻发音。

B. 叩:在检查过程中,叩诊有一定意义。有无叩击痛可以了解局部有无骨性病变,这在婴幼儿尤为重要。例如,轻叩锁骨引起的疼痛可以发现青枝样锁骨骨折,这种骨折在 X 线片上往往也容易漏诊。

C. 听:检查时有时使用听诊器对肩部周围的肿块进行听诊,尤其对肩部有受伤史的病人。例如,动脉损伤的病人往往引起动脉瘤,听诊时可发现有异常杂音。在触诊时听到肩锁关节有摩擦音,往往是肩锁关节脱位的征象。

② 关节活动范围检查:通过主动活动和被动活动可以确定肩部的活动是否受限。肩部活动的检查应双侧同时进行,以资比较。如病人主动活动有困难,可做被动活动。如主动活动正常,则无需做被动活动。

A. 主动活动:注意主动外展过程中产生的疼痛:a. 如发生在外展的最后阶段时,提示肩锁关节或喙肩韧带处肩袖撞击,或由肩锁关节的骨性关节炎引起。b. 如发生在70~110 度之间时,提示肩峰处肩袖撞击。

B. 被动活动:病人的肩部如不能进行主动活动,则需做被动活动的检查。肩部主动活动障碍的原因很多,主要归纳为以下3类:a. 肌无力。b. 软组织(挛缩关节囊、韧带或肌肉)。c. 骨性因素。仅主动活动受限,而被动活动正常,多为肌无力所致。而主、被动活动均有障碍,则着重考虑其他两个因素。在做被动活动检查时,病人取坐位或立位,全身放松,两臂自然垂于躯干两侧,肘部屈于90度检查者站在病人身后或侧方,一手固定肩胛骨下角,另一手移动上臂,做外展、内收、前屈、后伸、内旋、外旋等各项活动,并可用角度尺测量。测量肩关节旋转时,前臂外展的角度代表肩外旋的角度,而前臂内收的角度则表示肩内旋的角度。

③ 特殊体格检查:病人或坐或站,脱去上衣,显露双肩(图18)。检查者对比双肩寻找不对称处:休息位肩部姿势、皮肤色泽、肌容量、体表地形等。并进行双肩主动运动、在病人自愿的情况下施加刺激手法、皮温、压痛、韧带松紧度、被动活动、感觉、力量、血供及差别化检查方案。颈椎、上肢带骨和上肢的检查的深度应视个例而定,灵活变化。

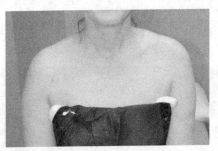

图18 肩部体检准备

外形不对称的肩锁关节处的压痛提示肩锁关节炎,特别是若疼痛性质与病人所经历的疼痛性质相同的时候。如病人过于肥胖或肌肉非常发达,确定并成功触诊肩锁关节有时极难。在这种情况下，可参考由锁骨、肩胛冈和颈椎的基底部所形成的三角。此三角的外侧顶点，肩峰端内侧，指尖正前方，即肩锁关节所在（图19）。

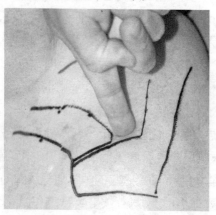

图19　肩锁关节定位

一些会引发肩锁关节疼痛加剧的检查动作提示关节病变，包括交叉内收试验，肩锁关节抗阻伸展试验，Buchberger 试验，主动应力试验，Paxinos 试验，拥抱试验等。

A. 交叉内收试验：检查者被动举起上肢至90度（矢状面），并轻度屈伸肘部，水平向内移动上肢。如出现肩锁关节处疼痛为阳性（图20）。

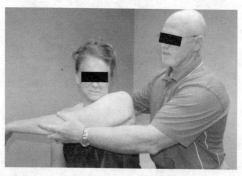

图20　交叉内收试验

B. 肩锁关节抗阻伸展试验：置上肢平举90度（矢状面），屈肘90度，内旋90度，检查者手置于肘后方，病人对抗检查者阻力行肩部水平外展运动。如肩锁关节出现疼痛则为阳性（图21）。

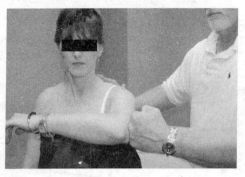

图21　抗阻伸展试验

C. 主动应力试验：嘱病人完全伸直肘部，上肢平举90度（矢状面），继行10~15度内收，肩、前臂完全内旋并拇指朝向下，检查者于此体位对上肢施加向下压力，而后将前臂完全旋后，再次施以压力。此试验中，如动作一（图22A）引发疼痛，动作二（图22B）疼痛缓解或消失者，视为阳性。肩锁关节处及周围区域疼痛提示病为肩锁关节（图22）。

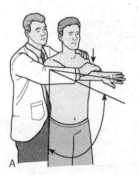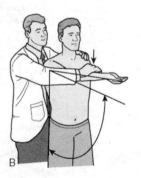

图22　主动应力试验

D. Buchberger 试验:对锁骨外侧向下施力,同时于轻度内收外旋位被动举起上肢。如此试验中肩锁关节处及周边出现疼痛复发或加剧则视为阳性。

E. Paxinos 试验:检查者置拇指于肩峰后外侧,并置示指或中指(或两者)于锁骨中部之上。拇指向前上方施力,同时对肩峰行向下挤压。如引发或加剧肩锁关节区疼痛则视为此试验阳性(图23)。

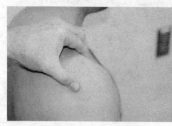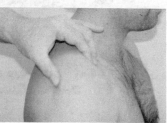

图23 Paxinos 试验

F. 拥抱试验(hug test):作为额外的临床手段来评估肩锁关节状况。检查者呈直角立于病人有症状侧,手搭在病人的肩膀上,双手相扣。这样看上去像拥抱,在检查者的胸与手之间,于冠状面挤压双肩。如引发或加重靠近检查者侧肩锁关节或周缘疼痛,则视为阳性(图24)。

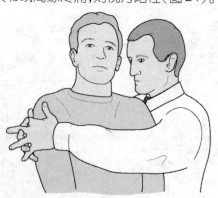

图24 拥抱试验(hug test)

肩锁关节间隙压痛和交叉内收试验对提示此病具高灵敏度。主动应力试验精确度极高。此外，在存在肩关节疼痛的病人中，肩锁关节部直接触诊压痛对定位肩锁关节疾患极具精确度，其次是 Paxinos 试验。据报道，用于甄别肩锁关节异常的最精确的临床体检应是 Paxinos 试验。

Chronopoulos 分析了慢性肩锁关节疾患独立症候并确定各体格检查手法的诊断价值：

最敏感的试验是交叉内收试验，但也是最不精确的。

主动应力试验极具特异性，灵敏度不高，但最精确。

肩锁关节抗阻伸展试验，在所有的诊断价值中，介乎于另外两种检查法之间。

有意思的是，体检操作描述了另一侧肩部的疾病（如 Neer 撞击征，Hawkins 撞击征，疼痛弧，落臂征和 Speed's 试验，Jobe's 征，颈部压痛等），可使肩锁关节存在慢性损害者引发疼痛。

G. 局部封闭：以麻醉剂灌注肩锁关节有助于确诊肩关节疼痛的原因，尤其是于注射前后均施以特殊体检手法，可真实反映疾病情况。尽管肩锁关节非常浅表，但由于其相对大小、变异的解剖、病理变化等不同，使关节穿刺定位点经常混淆。成功的进针入路（图25），应加以触诊确认。Bisbinas 及其同事报道，不正确的进针位置中，有超过60％的关节定位仅凭触诊获得进行方向。精确的注射被认为是至关重要的，他们建议使用影像导航。对尸体解剖研究发现肩锁关节注射准确率约为67％。

2. 辅助检查

① X 线检查：根据临床表现，肩锁关节病变不难诊断，必要时，可摄 X 线片辅助诊断。普通 X 线片因骨影重叠，不易显示肩锁关节间隙，应以肩锁关节为中心，由下向上20~

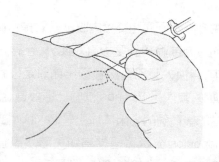

图25 肩锁关节进针

25度摄斜位片。正确的摄片可见关节面不规则,边缘骨质增生及硬化,关节面下骨吸收或囊样改变以及出现半脱位等(图26)。肩部疼痛的病人,应该首先拍摄X线平片。该检查简单方便,费用较低。约1/3的病例可以通过X线平片检查确诊。

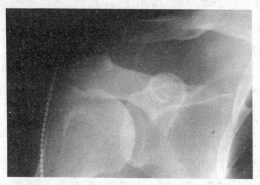

图26 肩锁关节X线片,显示关节面下骨吸收或囊样改变以及出现关节半脱位

肩锁关节由于为低密骨组成且其位置浅表,参与构成肩关节且由相对较少的软组织覆盖,所以标准的肩关节投照技术须适当改动,以正确显影肩锁关节。根据病人的身高或体型,X线电压减少达一半有时是必要的,以取得最佳的肩锁关节成像。此外,可以用一个过滤器置于病人及胶片之间以使图像增强（图27）。精良的技术是减少误诊的主要手段。

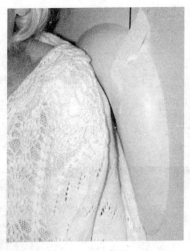

图27　肩锁关节摄片

　　但是肩锁关节炎是软组织的疾病,软组织在X线平片上是无法分辨的,因此X线平片不能准确地诊断肩锁关节炎及其严重程度。然而,通过一些特殊位置的X线摄片,可以了解骨结构的改变从而间接地对诊断有帮助,如肩胛骨侧位片可以了解肩峰的形状、是否有骨赘生成、喙肩下穹隆大小等,因而对诊断肩峰下撞击综合征有特殊意义。另一些特殊位置的X线片可以了解冈上肌肌腱、肱二头肌长头肌腱、肩峰下滑囊是否存在钙化性肌腱炎或钙化性滑囊炎的钙化影。X线平片是排除其他疾病,尤其是在骨结构上有阳性改变的疾病,最简便有效的方法。普通的X线平片就可以及时地排除肿瘤、化脓性关节炎、骨关节炎、结核感染等许多疾病,颈椎摄片对排除颈椎病也有帮助。

　　② 肩关节磁共振成像检查（MRI）:肩锁关节炎属于软组织的疾病,而磁共振成像对显示软组织的影像有其独特

的优势,尤其是诊断关节囊、关节软骨的病变。磁共振成像检查是准确性最高的方法,清晰的磁共振成像检查可以准确显示关节囊破裂的部位、程度,是否存在退变以及退变的程度等。对于肩锁关节炎周围是否存在积液,关节囊完整与否,可以明确诊断,指导治疗方案。准确定位的磁共振成像更能明确肩锁关节软骨退变的部位、范围、程度。目前,先进高分辨率的磁共振成像可以分辨出关节囊和其周围组织,并能了解关节囊的厚度及其含水量,可以了解其慢性炎症的情况(图28)。

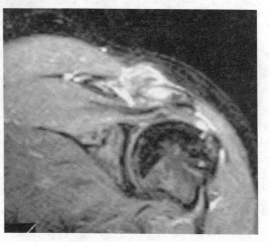

图28 磁共振 T_2 加权像信号增高部分提示,创伤或关节炎所致肩锁关节区水肿

MRI 是用以甄别肩锁关节处的包块或囊肿的最好的影像学方法,可描述包块内部特征、浸润,及周围软组织反应的情况。在由创伤或关节炎引起的肩锁关节病理改变中,普遍可见关节内积液(图29)。

③ 肩关节造影:肩关节造影是向肩关节腔注入造影剂后拍摄 X 线平片,以定位肩部疾病的辅助方法。肩锁关节

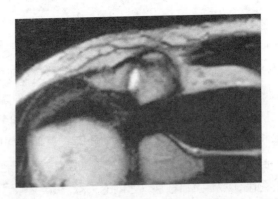

图29 磁共振提示:肩锁关节疾病常见的关节内积液

炎的造影检查,主要是为了手术治疗前了解病变的部位和病变的程度等。有些需要进行保守治疗的病人,也需要做肩关节造影,以便准确了解病理改变情况。

肩锁关节炎造影时,可显示关节腔粘连、狭窄,关节囊腋窝皱襞变浅或消失,个别关节囊出现裂隙,有造影剂渗漏现象。关节腔的容量不仅与肩关节的运动密切相关,也与病情严重程度有关。对肩锁关节疼痛和功能障碍的病人,如怀疑有肩锁关节脱位、关节囊破裂等可以考虑做肩关节造影。

肩关节造影对诊断有帮助,但由于损伤和操作复杂等因素,临床上不太主张应用。

④ B超检查:B超检查是近些年开展的诊断肩锁关节炎的一个新项目,该检查无疼痛、无创伤、无不良反应,并且操作简单,费用低廉。超声探查能在一定程度上反映关节病变的形态特点,有时甚至能比X线更早地了解病变所引起的各种变化,从而提供明确的诊断依据。由于关节周围的软组织具有良好的透声性,可以获得清晰的声像图。超声的分辨力强,因此层次分明,极有利于认清软组织结构和判断病变的范围,对显示关节囊积液尤其适用,能够较早的

明确诊断从而获得及时治疗。

实时超声还能以切面的形式显示图像,因此没有图像结构重叠的缺陷,可以直接的辨认病变及其附近结构的层次关系。另外,实时超声成像可以观察关节的活动,软组织的弹性、移动度等,必要时还可做 M 型超声显示或记录动态曲线以供分析研究。实时超声探查灵活方便,可以任意选择位置,从多方面进行探查,因此能更全面细致地辨认病变的部位和浸润的范围,以及与周围组织结构的关系。超声还可引导关节穿刺诊疗,还能与 X 线配合进行造影检查,显示整个病变的结构与范围,从而取得精确的诊断效果。超声协助穿刺定位使关节腔内治疗更方便有效,减少了并发症的发生及操作失误。超声还可用于滑膜切除病人术前检查和术后复诊。

B 超检查对肩锁关节炎病人关节囊及关节软骨的损伤情况,比 X 线造影能提供更有价值的资料,可以检出关节囊的炎性渗出的情况。B 超检查还可以很好地显示肩锁关节的切面解剖,以及肩锁关节囊、关节软骨的病理改变情况。但超声检查本身存在不少缺陷,影响实际检查效果。因此,在应用超声检查关节病变时,应与 X 线平片、CT、MRI、放射性核素扫描等其他影像学检查相结合,扬长避短,相互补充,彼此印证,才能更好地服务于临床。

⑤ 介入性超声:介入性超声可通过引导关节及周围软组织穿刺及局部注射药物对骨关节疾病进行治疗。介入性超声的优点在于无辐射,操作简便,可直接观察到关节腔内穿刺针的位置,还可同时诊断关节周围软组织的异常表现,对某些大关节,如肩关节的麻醉注射也可提供帮助。目前,介入性超声主要用于以下几方面:

A. 超声定位引导穿刺抽液或引流:用于关节腔内、腱鞘内、滑囊内积液和关节部位的脓肿。关节及周围软组织的积液往往无特异性,因此,关节炎的鉴别诊断有赖于关节液的引流及检测。另外,超声引导下穿刺准确率高,对于感染性关节炎,可有效地减少穿刺过程中的污染,尤其适用于关节结构较复杂精细的部位,如腕、手和足部。

B. 超声定位引导骨质侵蚀处和附着端的活检:对早期病人进行骨质病变的组织及细胞学检查有助于明确此类疾病的诊断。

C. 超声定位引导局部注射药物治疗:目前,对关节肿胀、疼痛的最重要的局部缓解方法是关节腔、滑囊、腱鞘内注射类固醇药物,但触诊注射准确率仅 67%,注射过程中如将糖皮质激素注射进肌腱会导致肌腱坏死破裂。采用超声定位后,穿刺准确率提高,相应治疗效果好,同时可避免对肌腱和韧带的损伤,避免肌腱坏死等严重并发症。超声引导注药也可用于局部滑囊炎和腱鞘炎的治疗,两者尤其需要超声引导以准确定位。

⑥ 计算机体层摄影(CT):CT 可更准确地评估锁骨远端、喙突、肩峰的形态,在更小的范围明确他们彼此之间的关系。还可以帮助分析复杂的损伤、骨折、肿瘤的病程,或有无感染,在三维重建 CT 应用于临床后尤其如此(图30)。

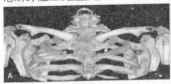
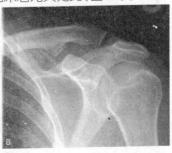

图30　肩锁关节

A. 三维 CT 重建显示双侧肩锁关节;B. 双肩正位 X 线片显示的肩锁关节。

⑦ 核医学:当没有其他依据可对存有模糊肩痛者进行诊断时,骨放射显像有助于排除肩胛带区骨性损伤。对鉴别肩锁关节损伤和肩锁关节炎,这是一个很好的成像工具。扫描对比可发现病灶对放射性示踪剂吸收的增加(图31),尤其是当 X 线平片提示双侧肩锁关节对称性关节炎改变时,可确诊该病例正在进行自发溶骨性疾病。沃顿等发现放射性核素骨扫描对确诊肩锁关节异常具高度精确性。在此研究中,它比临床特殊体检试验、局部封闭法具有更高的预测价值(肯定及否定)。现已证实,^{99m}Tc 白细胞成像对诊断肩锁关节细菌性关节炎的病例有意义。

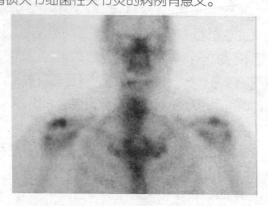

图31 骨放射扫描可见对比对侧肩锁关节可见示踪剂浓聚灶

⑧ 关节镜检查:适应证:a. 对未明原因的肩关节滑膜炎做出诊断和活组织检查。b. 肩关节周围炎的关节内观察和治疗。c. 凡肩关节疼痛,有弹响或交锁症状,X 线检查阴性,需要进一步明确病因者。

禁忌证:a. 肩关节有急性炎症。b. 病人有严重的心、肝、肾功能障碍。

肩关节的关节镜检查有较高的诊断价值。因其既是检查法更是治疗法,可直观发现病情,并就此实时进行治疗,优点为常规检查方法无法比拟。但属于侵入性、有创的检查方法，且应用于肩锁关节时对技术及设备要求更高，有一定局限性，可以选择使用。

⑨ 肌电图检查：对麻痹所造成的肩关节不稳定有诊断价值，对诊断特发性肩锁关节脱位有一定的参考价值。

肩锁关节炎病人应掌握
哪些基础医学知识

1. 肩锁关节的解剖知识

肩锁关节在骨性结构上由肩胛骨肩峰和锁骨肩峰端构成（图32）。肩锁韧带主要维持水平方向上的稳定性；喙锁韧带主要维持垂直方向上的稳定性。其中喙锁韧带对肩锁关节的功能更为重要。喙锁韧带由两个部分构成，分别为

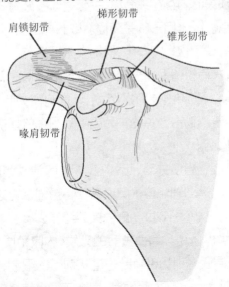

肩锁韧带　　梯形韧带　　锥形韧带

喙肩韧带

图32 肩锁关节的韧带

内侧的锥形韧带和外侧的梯形韧带。锥形韧带起于喙突根部的内侧垂直向上方止于锁骨的下表面;梯形韧带起于喙突根部的上方,斜形向外侧止于锁骨的下表面。喙肩韧带附着于喙突的外上方,止于肩峰端的前内缘(图33)。

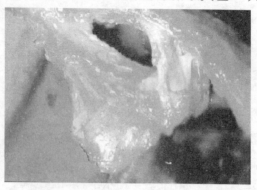

图 33 喙肩韧带附着于喙突的外上方

在肩锁关节内存在关节盘,关节盘可被分为 3 型:a. 完整的关节盘。b. 半月形的关节盘。c. 缺如的关节盘。关节盘具有保护关节软骨的作用,根据文献报道,在关节盘正常的情况下,关节软骨没有退变。随着年龄的增长,关节盘逐渐出现磨损。在肩锁关节损伤,尤其是肩锁关节脱位的情况下,伴随着以韧带为主的关节周围软组织的损伤,关节盘也会受到损伤。

① 什么是肩锁关节,起哪些作用:肩锁关节属非典型球窝关节,其运动轴心位于肩锁关节和喙锁韧带之间,恰在肩胛骨轴心之前(图34)。肩锁关节可作外展、内收、旋前、旋后和钟摆样运动。肩锁关节的外展、内收范围之和约为10 度。外展受喙锁韧带特别是锥状韧带的限制,内收则因喙突撞击锁骨肩峰端而受限制,肩峰在锁骨肩峰端的旋前、旋后范围之和约为 30 度,旋前时锁骨纵轴与肩胛冈之间的

夹角加大,旋后时减小。钟摆样运动指肩胛骨自后内向前外的旋转,范围 60~70 度,运动轴心和肩锁关节面相垂直。活动受肩锁关节囊、肩锁韧带和喙锁韧带的限制。

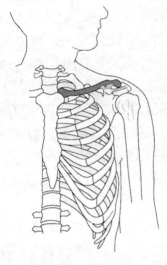

图 34　肩锁关节

195

　　肩锁关节的作用:一方面可使肩胛骨垂直向上向下,如耸肩;另一方面可使肩胛骨关节盂向前后活动,如向前击拳。肩锁关节常发生机械性紊乱,半脱位后可引起损伤性关节炎或锁骨肩峰端的骨折。臂的抬起需要锁骨沿其长轴旋转,如肩锁关节内穿针或穿过钢丝,将防止其旋转。

　　② 肩关节是怎样共同完成肩关节功能的:肩关节具有多关节结构的特点,其最大活动度是由多关节协调运动参与完成的,而且各关节的最大活动度有一定的比例关系。例如在肩关节的抬举活动中,当上臂外展 30 度和前屈 60 度时,肩胛骨可保持稳定不动,仅肩胛关节参与活动,如继续外展和前屈时,则肩胸关节协调活动,活动比例为 2:1,即盂肱关节活动 10 度,肩胸关节活动 5 度。正常情况下,

肩胸关节有 60 度活动范围,盂肱关节有 120 度活动范围。两者总和 180 度。丧失肩胸关节活动时,肩关节活动范围至少减少正常活动范围的 1/3。此外,肩锁关节有 20 度活动范围,胸锁关节有 40 度活动范围,两者的总和等于肩胛骨在胸壁的 60 度的活动范围。一般肩关节大幅度运动时,通过脊柱倾斜和同侧肋骨抬高,也可增加一定活动范围。

③ 肩锁关节的活动方式:肩锁关节是上肢与躯干之间的一个重要连接点,对肩胛骨和上肢起支撑作用。肩锁关节是一个典型的滑膜关节,肩峰和锁骨的外侧端构成相对关节面,其间有关节软骨盘存在。纤维关节囊、喙锁韧带及其表面附着的三角肌、胸大肌腱膜,对肩锁关节的稳定性起着重要作用。

肩锁关节由肩胛骨肩峰关节面与锁骨肩峰端的关节面组成,属微动关节(图 35),紧贴于皮下,可摸到,提高肩部时,在两骨之间可看到凹陷。它能使肩胛骨垂直地向上向下运动(如耸肩)和肩胛骨关节盂向前后运动(如向前击拳)。其稳定靠下列装置维持:a. 关节囊及其加厚部分形成的肩锁韧带。b. 三角肌及斜方肌的腱性附着部分。c. 喙锁韧带的锥状韧带及斜方韧带,由喙突至锁骨。这两韧带对于维持肩锁关节的完整性甚为重要,如两韧带完整,只能引起肩锁关节半脱位,而完全脱位多伴有这两韧带的断裂。

2. 肩锁关节炎的病理生理知识

肩锁关节在剪切应力作用下,关节软骨面最易损伤。例如厨师掌勺的动作,对肩锁关节形成了职业性的反复劳伤,使喙锁韧带松弛或部分撕裂,肩锁关节出现松动和不稳定(或半脱位)。由于关节的不稳定会发生关节的退行性变和损伤,软骨面磨损,软骨下骨硬化,肩锁关节的上方或前方边缘形成骨赘,纤维关节囊增厚。骨赘若往下生长,还

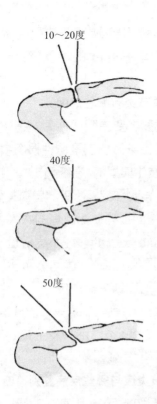

10～20度

40度

50度

图35　不同的肩锁关节面形态(图示关节面与垂直线的夹角)

可累及肩峰下滑囊和冈上肌腱,使肩峰下滑囊和冈上肌腱受刺激和磨损,出现无菌性炎症,并最终形成肩锁关节炎。但若是首先发生肩周炎时,由于局部的变性、渗出、增生和肌肉挛缩等以及循环障碍和代谢障碍等原因,炎症也常累及肩锁关节,而导致肩锁关节病变。

肩锁关节病变可见关节面不规则、边缘骨质增生及硬化、关节面下骨吸收或囊样改变以及出现半脱位等。肩锁关节软骨发生磨损时即发生了肩锁关节炎。当关节软骨变得粗糙时,骨间滑动不再滑顺,关节疼痛、肿胀。活动时,尤其进行需要过顶运动时,肩锁关节炎疼痛会加重。患有肩锁关节炎后肩峰和锁骨远端会形成骨刺，可以在 X 线片上看到。骨刺既是肩锁关节炎的病理改变结果也是最可靠的临床证据。

3. 患肩锁关节炎有哪些病因

肩锁关节病变主要由职业性劳损、慢性运动损伤以及退行性骨性关节炎等微小的累积性损伤引起，并可累及周围软组织，日久发生典型的"冻结肩"。

多数病人没有明确的外伤史。肩锁关节在剪力或应力作用下，关节软骨面最易损伤。有的病人仅因为划了几个小时的游船之后而发生肩痛，经系统检查发现是肩锁关节的病变。还有如厨师掂大勺、运动员手部掂球（如乒乓球、排球等）的动作，对肩锁关节形成了职业性的反复劳损，使喙锁韧带松弛或部分撕裂，肩锁关节出现松动和不稳定（或半脱位）。由于关节的不稳定会发生关节的退行性变和损伤，而导致肩锁关节病变。

4. 肩锁关节炎应与哪些疾病鉴别诊断

① 与甲状腺功能亢进（甲亢）的鉴别：甲亢系自身免疫性疾病。由于甲状腺素过多，蛋白质分解代谢加速，呈负氮平衡而致肩周疼痛、肌无力、出现肌萎缩。但是多为双侧对称性发病，时有累及四肢。因此，少数久治不愈的肩锁关节炎可能由于内分泌疾病引起，要仔细寻找病因。治疗肩周炎的同时给予原发病的治疗，使肩锁关节炎得以根治。

② 与胸廓出口综合征的鉴别：指臂丛神经和锁骨下动、静脉在胸腔出口部和胸小肌喙突附着部受压所引起的综合症状。可因颈肋，前斜角肌附着部先天性肥大，前、中斜角肌先天性分离不全，将出口减少，挤压锁骨下动脉和臂丛神经引起。包括过去所谓的颈肋综合征、前斜角肌综合征、锁肋综合征、过度外展综合征等。一般主诉单侧肩臂

痛、手臂发麻、乏力感，患臂持重物或上举时症状加重。X
线摄片：有时可发现存在颈肋。特殊体征可与肩锁关节炎
作出鉴别。

③ 与颈椎病的鉴别：肩部皮肤的感觉神经来自颈神经
根。因此，颈椎退变或颈椎间盘突出引起的神经根损害，症
状可累及肩部，主要表现为颈痛，颈部僵硬，伴一侧肩、上肢
痛或上臂和前臂的放射痛。

④ 与肺上沟瘤（Pancoast 肿瘤）的鉴别：肺癌发生于
肺尖部，可浸润颈部神经血管，而引起肩部疼痛、上肢感觉
异常及血管受压症状。有时易误诊为肩周炎。检查时在锁
骨上窝有时可摸到发硬的肿物，肺部 X 线片即可鉴别。

⑤ 与肩手综合征的鉴别：这是一种原因未明的上肢自
主神经功能异常引起的疼痛综合征。与创伤后骨萎缩属于
同一类病变，一般在损伤后发生。主要症状是肩、上肢及手
部疼痛、运动障碍，伴血管运动障碍、肢体肿胀、水肿、皮肤
温度升高、发热及充血。手指喜取伸直位，被动屈曲出现明
显疼痛。肩关节活动往往受限，但无局限性压痛。可采用
解热镇痛药和扩张血管药物以及加强患侧手功能的锻炼得
以治疗缓解。

⑥ 与自发溶骨性疾病（戈罕病）的鉴别：戈罕病是一所
谓大量自发溶骨性疾病或骨消失的疾病。大量自发溶骨性
疾病是否由内皮增生造成侵犯骨骼各处的情形仍是未知。
诊断困难并且是建立在临床与影像及组织上的表现之相关
性。多侵犯全身骨骼，而非局限于肩锁关节。

⑦ 与感染、肩锁关节感染的鉴别：感染性关节炎可由
多种感染因子引起，其中细菌性关节炎是破坏最迅速的类
型，多为身体其他部位的化脓性病灶经血液循环传播至关
节腔，也可经创伤伤口或皮肤感染直接进入关节。其特征

性临床表现为急性发作的关节肿胀、局部发热疼痛,通常侵犯 1~2 个关节,以膝关节最常见。也有起病于肩关节者,通过实验室血细胞分析、细菌培养等不难鉴别。

A. 葡萄球菌性骨炎:目前在英国肱骨近端葡萄球菌性骨炎是肩附近的最常见感染,然而它相对少见。

B. 肩部结核:肩部结核现在较罕见。湿性结核最常见于 20 岁以前,肩部肿胀,有脓性物质,可以形成窦道;进展快且具有破坏性。干性结核常见于大年龄组,进展慢,破坏性小,脓肿少(然而,需要指出,过去许多被认为是结核的病例,实际上是"冰冻肩")。

C. 淋球菌性关节炎:肩的淋球菌性关节炎不常见,但一旦发生肩关节有中度肿胀和严重的疼痛,常常与体征不相符。

⑧ 与假性痛风的鉴别:该病又名焦磷酸盐关节病或软骨钙沉着症,是由二水焦磷酸盐钙结晶在关节软骨和滑膜上沉积引起的一种急慢性关节炎。常侵犯大关节,以膝关节最为常见,偶见于肩锁关节。早期发生多发性或对称性关节透明软骨及纤维软骨钙化和关节积液,严重时发生骨性关节病,关节软骨破坏,关节变形、半脱位和新生骨形成,有时焦磷酸盐结晶沉积较多,形成包囊结节。确诊依赖于关节液内焦磷酸盐钙结晶的检出。临床表现主要有关节疼痛、红肿、关节积液、活动受限及关节变形等。

⑨ 与银屑病关节炎的鉴别:为血清阴性脊柱关节病的一种,多累及外周关节。指趾炎和指趾肿胀是典型表现,临床常难以区分病因是屈肌腱鞘炎还是关节内滑膜炎,且有滑膜炎的病人受累关节多为单个,而存在屈肌腱鞘炎的病人受累关节多为多个且症状较严重。早期肌腱受累的声像表现是腱鞘增宽,有时可见腱鞘内积液。关节内滑膜炎相

对少见,声像图表现为对称或非对称性的滑膜增生或滑膜积液,偶见骨皮质侵蚀,远端指关节面呈钩状。关节的其他损害包括关节腔狭窄、肌腱增厚和皮下真皮增厚等。应根据病史、临床表现和实验室检查、超声声像图等与肩锁关节炎鉴别。

⑩ 与骨关节炎的鉴别:由于肩锁关节骨关节炎(图36)较为普遍,几乎可以确定,基本上所有对肌与骨骼行保健评估的就诊病人均可发现此疾,且日后一定需要接受治疗的。虽然前者常无症状,而后者,尤其创伤后骨性关节病人,普遍有症状。然而,不论原发抑或继发,临床上难以将两者鉴别。影像学表现上与年龄相关的改变与肩锁关节的骨性关节炎及症状轻重程度负相关。随年龄增加,锁骨关节面后方出现明显的牵引骨赘。X线或CT影像筛查往往低估肩锁关节骨性关节炎的实际发病率。此外,肩部MRI的广泛应用,引导人们重新认识肩锁关节处与年龄相关改变,并由此发现存在着高度普遍性,无症状的病人也并非罕发。

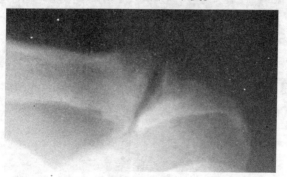

图36 肩锁关节骨关节炎

⑪ 与类风湿关节炎的鉴别:肩锁关节疾患至少有50%为类风湿关节炎的病人,甚至比盂肱关节更高发。鲜有进行手术治疗。通过实验室检查红细胞沉降率、类风湿

抗体、抗链球菌溶血素"O"、C反应蛋白等,以及全身症状,多关节侵犯,不难鉴别。

⑫ 与肩锁关节囊肿的鉴别:肩锁关节区为囊肿好发部,更确切地说是假性囊肿(图37),通常为肩袖巨大撕裂伤的结果。发病机制与不稳定的肱骨头相关,不再受足够的内侧力量制衡,使肱骨头上升直到接触喙肩肩臼。因缺乏肩袖覆盖,臼窝关节软骨破坏,关节面毛糙。下方相对薄弱的肩锁关节囊开始被侵蚀,此病典型的伴随症状——大量积液,得以自阻力最小处侵入肩锁关节,三角肌及斜方肌在前后方向增强关节囊,上方关节囊相对薄弱,压力使积液平面上升,关节囊最终失去制约能力,允许积液缓慢渗入上覆的软组织,相应形成假性包膜。于肩锁关节周围或肌腹周边形成一或数个囊肿。肩锁关节囊肿也常见于痛风性关节炎,B超及MRI(图38)能最好地确诊囊肿,关节造影有时可戏剧性地发现喷泉征。

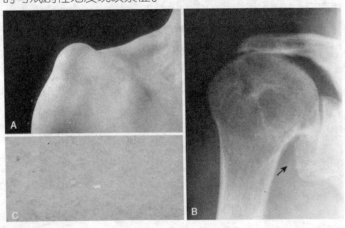

图37 肩锁关节囊肿

A. 囊肿的临床体征。B. 放射影像提示巨大不可修复的囊肿,箭头所示为关节间隙钙化影。C. 充盈液体的囊肿析出羟基磷灰石钙化结晶。

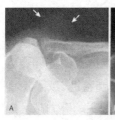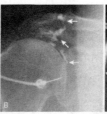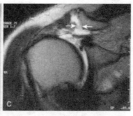

图38　肩锁关节囊肿

A.肱骨头邻近肩锁关节,囊肿组织如箭头标示。B.关节镜显示了"喷泉征"。C.MRI显示肩袖撕裂以及肩锁关节与盂肱关节之间积液。

⑬ 与转移性恶性肿瘤的鉴别:恶性肿瘤转移至肩锁关节处者,除有肩锁关节处的顽固性疼痛,还有恶性肿瘤的全身并发症,如恶病征,低热、近期严重的进行性消瘦、夜间痛醒等。影像学检查,X线、CT、MRI、B超等可以确诊,正电子发射断层成像(SPECT)可明确全身骨转移情况。

⑭ 与原发性骨肿瘤的鉴别:如多发性骨髓瘤,症见持续性的无法解释的骨骼疼痛(特别是在背部或胸廓),肾功能衰竭,反复发生细菌性感染(特别是肺炎球菌性肺炎)是最常出现的症状。病理性骨折和椎骨压缩常见,后者可能导致脊髓受压迫和截瘫。由于在肾小管形成广泛管型,肾小管上皮细胞萎缩和间质纤维化而发生肾衰竭(骨髓瘤肾病)。有些病人以贫血,乏力和疲劳为主,少数病人有高黏滞综合征,淋巴结和肝脾肿大不常见。实验室检查可见血清异常球蛋白增多而白蛋白正常或减少。尿凝溶蛋白半数阳性。贫血多呈正细胞、正色素性,红细胞、血小板正常或偏低。骨髓检查主要为浆细胞系异常增生性质的改变。骨骼 X 线检查可见多发性溶骨性穿凿样骨质缺损区或骨质疏松、病理性骨折。误诊率最高,应注意鉴别。

⑮ 与肩袖损伤的鉴别:肩袖是覆盖于肩前、上、后方之

肩胛下肌、冈上肌、冈下肌、小圆肌等肌腱组织的总称。其共同功能是在任何运动或静止状态使肱骨头与肩盂保持稳定,使盂肱关节成为运动的轴心和支点,维持上臂各种姿势和完成各种运动功能。如在跌倒时手外展着地、或手持重物肩关节突然外展上举或扭伤时易引起该病。外力越大肩袖撕裂越严重、肩袖完全断裂应与部分断裂区分开,部分冈上肌腱断裂者有 60~120 度的外展疼痛弧,但仍可自动抬起上臂,而肩袖完全断裂者则严重影响肩的外展功能,不能抬起上臂。

医生对肩锁关节炎病人会进行哪些治疗

肩锁关节炎的治疗主要是处理肩锁关节炎引起的疼痛和不适。这些症状可以控制,但无法治愈。

1. 非手术治疗

人体关节软骨的磨损和撕裂是生命的自然规律,而目前关节软骨又无法修复和更换。所以,减轻关节刺激和损伤加重的最佳方法就是先治疗关节炎。方法有避免加重关节损伤的活动,即力图减轻患肢负重。对肩锁关节炎而言,治疗上,可选用局部封闭、按摩、理疗等。对于肩锁关节不稳定,顽固性疼痛且经非手术治疗无效者,可进行锁骨外侧端切除术。如发生在运动员中,则需改变运动员训练方法,其他有用的措施有冰敷和服消炎止痛药。

① 西药治疗:运动训练后或关节疼痛不适时应用冰敷,对各种关节损伤可以有效地止痛和消炎,而且次数随意。

A. 口服治疗:非甾体类消炎镇痛药也是减轻肩关节疼

痛和不适的有效方法,如阿司匹林(乙酰水杨酸)、布洛芬缓释胶囊(芬必得)、塞来考昔(塞来昔布,西乐葆)(Cox-2抑制剂)等。如果有胃病史或服药后胃部不适,不宜选用阿司匹林(乙酰水杨酸)、布洛芬(异丁苯丙酸),否则有引发严重消化系溃疡的可能;如原有心脏病史或服药后胸闷胸痛,忌用塞来考昔(塞来昔布,西乐葆),任一种情况均应该由医生开药,不可盲目对号入座。

B. 外用药物治疗:如果经过一段时间治疗,前面的方法无效,肩锁关节还感到疼痛、不适,你的医生可能会给你的肩锁关节注射具有强消炎作用的可的松和麻醉药混合药物,也就是常说的关节内封闭治疗。药物注射这一疗法较为安全,有时注射一次会永远解除疼痛和肿胀。遗憾的是无法预测该种疗法的效果能维持多长时间,有的人很短时间症状就会复发。大多数医生不会给同一关节进行这种药物注射超过2~3次,认为这时需要手术治疗。

C. 关节内注射治疗:近年应用透明质酸钠(施沛特)注射液行关节内注射广泛用于治疗骨性关节炎。透明质酸钠(施沛特)为关节滑液的主要成分,是软骨基质的成分之一。在关节腔内起润滑作用,保护关节软骨,促进关节软骨的愈合与再生,缓解疼痛,增加关节活动度。急、慢性期均可显效。一般1周注射1针,3~5针即有明显疗效。如连续注射3支但未见症状明显缓解,为手术治疗指征。

② 物理疗法:通过短波、超短波、微波、红外线等物理方法的温热作用,如曾经流行的周林频谱仪、神灯之类,均属于此类。可促进肩部的血液循环,消除炎症,解除肌肉痉挛,从而达到镇痛作用。属于非侵入性治疗,可为广大病人普遍接受,尤其对于有手术禁忌证的高龄病人,或对手术治疗存在顾虑的病人。但治疗周期较长,疗效较缓,一般需接

受至少1个月以上的密集治疗。理疗不论何种方案,通常1次治疗时间为15~30分钟,每天2次。每次治疗期间,医生需勤于观察,注意防止烫伤。

③ 中医药治疗:中医药治疗肩锁关节炎并非针对增生的骨赘,而是针对骨赘所继发的无菌性炎症和软骨退行性变。药物可以消除炎症,还可在一定程度上减缓或部分修复软骨破坏。消除了炎症,也就制止了渗出、消除了肿胀和积液、缓解了疼痛,改善和恢复了关节功能,这样就达到了临床治愈目的。但对关节内的器质性损害无法修复。

肩锁关节炎属祖国医学"骨痹"范畴。该病实为本虚标实之证,其本是肝肾亏虚、筋骨失养所致。"肝主筋,肾主骨",肝肾不足,筋骨失去濡养。其标为瘀血痹阻,脉络不通,不通则痛。故治当以补益肝肾、强筋壮骨为主,活血祛瘀,祛风通络为辅。采用中药内外合治法治疗骨性关节炎,疗效满意。

A. 内服法:中药阳和汤加减,药用熟地30克,肉桂3克,去皮,研粉,麻黄2克,鹿角胶9克,白芥子6克,鸡血藤15克,生甘草3克,川牛膝9克。每天1剂,水煎早晚分服。方中重用熟地,滋补阴血,填精益髓;配以血肉有情之鹿角胶,补肾助阳,益精养血,两者合用,温阳养血,以治其本,共为君药。少佐于麻黄,宣通经络,与诸温和药配合,可以开腠里,散寒结,引阳气由里达表,通行周身方中鸡血藤养血活血通络,改善微循环;甘草生用为使,解毒而调诸药。综观全方,补血与温阳并用,化痰与通络相伍,益精气,扶阳气,化寒凝,通经络,温阳补血与治本,化痰通络以治标。用于"肩锁关节炎",犹如日照当空,阴霾自散,故以"阳和"名之。

B. 外治法:在关节肿痛部位及相关穴位同时外敷磁药贴、中成药金黄膏、活血消痛贴等。外用药直接作用于局部,肩锁关节区敷药处药物浓度比口服提升数倍,故极大地提高了治疗效果。随方配合,不仅具有显著的消炎镇痛、活血化瘀、舒筋通络、祛风散寒、豁痰消肿作用,还可改善微循环、增加血氧含量、增强骨代谢、激活骨细胞、促使炎症吸收,从而消除渗出、肿胀和疼痛,恢复、改善关节功能。

C. 艾灸治疗:以艾条温灸患处,即肿、痛最集中处(即中医"阿是穴"处)。作用以温经散寒,舒筋柔筋,属于热疗类,可改善局部血运。施术时注意火芯与皮肤距离,以免烧、烫伤。

中药内外合治使药效殊途同归,药力叠加,疗效较单用内治或外治显著为优。迄今已治疗了诸多类似病人,也包括有手术禁忌证暂缓手术的重症病人。这种方法对退行性关节炎不论部位,无需辨证,随症组合,同样有满意疗效。

2. 手术治疗

治疗肩锁关节炎的手术方法就是祛除肩锁关节疼痛的根源,即变粗糙的锁骨端和肩峰相互摩擦。

① 切除锁骨远端

A. 完全切除:手术切除锁骨肩峰端(图39)是大多数肩锁关节疾病的最终的治疗方法。Facassini 或 Morestin 于一个世纪前施行第一例锁骨远端切除术。随后,很多研究以此为主题,试图确定必要且安全的锁骨远端切除程度。几乎所有的报告均提及,此手术技术是否进行传统的开放方式抑或采用关节镜完成,需兼顾保护肩锁关节支持韧带与喙锁韧带。这么做,可以使术后潜在的不适及功能障碍降至最小化。推荐切除 0.5~2.5 厘米不等的长度。但具体的数据对每一例切除是未知的,不能错误建议移除大约 1 厘米的远端锁骨。此建议缺乏权威的文献提供证据支持。也有建议称,如果喙锁韧带与肩锁韧带完好无损,切除

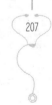

5 毫米即足以防止在旋转与轴向负载中出现骨性搭桥。根据 Boehm 与其同事对尸体研究结果,建议切除长度为:女性不宜超过 0.8 厘米,男性则至少 1.0 厘米。超过推荐量的切除,总是导致部分梯形韧带的剥离。

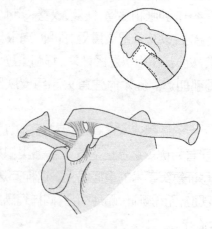

图 39 截骨范围示意图

Renfree 和他的同事们进行解剖研究,测量远端关节面中心距锁骨远端切除边缘的距离得出的结论是:切除应小于 1.1 厘米,且无论男性或女性,决不能侵犯 98% 的梯形韧带的任何部分,切除长度小于 2.4 厘米者绝不会殃及锥形韧带。男性做大于 7.6 毫米以上的远侧锁骨切除,女性则应少于 5.2 毫米,经由关节镜的术式,可以侵入肩锁韧带上方。Eskola 指出病人施行 1.0 厘米以上的锁骨远端切除的病人较之小于 1 厘米以内切除术后病人会有更多的痛苦。通过对尸体生物力学研究,Matthews 及其同事比较了镜下切除锁骨远端 5 毫米与开放手术切除 10 毫米者。临床研究方面,kay 及其同事建议切除 1.0~1.5 厘米。

Harris 等通过解剖研究发现:锁骨末端至梯形韧带的最远纤维之间的平均距离为 15.3 毫米。Rockwood 观察数例行锁骨远端切除术后并发肩锁关节顽固性疼痛的病例,他将此归咎于切除不彻底以及未充分行影像学确诊。他建议切除至少2~2.5厘米的锁骨,认为切除到如此程度虽然破坏了梯形韧带的大部分,但放松了锥形韧带,故锁骨远端仍然是稳定的。对开放切除锁骨远端术而言,仔细关闭上方关节囊和重建肩锁韧带是十分重要的。术中超声已被用于验证镜下切除远端锁骨长度合适与否。

在试验条件下进行预测,当远端锁骨切除后,邻近软组织可能须负载更高的负荷。在同一模型下,周围软组织完整起到了一种减振效果,可降低整个肩锁关节的应力荷载。

B. 部分切除:如影响肩峰稳定性,可在开放手术或关节镜下行肩峰下减压术,特别是对肩锁关节及锁骨远端施以清理术和成形术。下方肩锁韧带可以延伸至关节平面以远10毫米左右。此外,内侧多数喙肩韧带的纤维可在接近下方肩锁韧带及关节囊处出现。实验表明,施行标准的肩峰下减压是不可能不伤及肩峰下方肩锁韧带的。虽然在尸体模型实验中效果立竿见影,增加了高达32%,但在活体中受到诸如韧带和肌肉恢复等因素,影响肩峰刨削成形术预后。Edwards 的研究表明,锁骨远端及肩峰联合成形术较之仅行肩峰成形术病例,存在更多的术后关节松弛和锁骨远端偏移。

② 关节镜下锁骨远侧切除术:a. 沙滩椅体位,头部以头枕良好支撑。有利于术中随意对肩部调整位置。b. 皮肤切口:在接近皮肤张力线约 1 厘米的松弛皮肤处做切口。靠近肩锁关节内侧,延伸3~4 厘米(图40)。c. 在肩锁关节内侧切开2.0~2.5 厘米,手术切口要小心设置避免误伤斜方肌和三角肌(图41)。继续向外侧延长切口;于肩峰端0.5~1 厘米处通过肩锁关节囊上方,于锁骨远端骨膜下剥

离,包括关节囊、肩锁关节的上方韧带、相邻的肌肉。d.完整的剥离软组织标志后,可置入两个小牵开器。以一个长1.25厘米的锁骨远端测量、标记并在微型摆锯直视下完成切除(图42)。e.锁骨远端完全切除后,伤口用生理盐水彻底冲洗术区。对切除锁骨表面的检查,摸到可移动的包块,平滑,如果需要的话,可使用电凝刀处理增生性圆盘物质和关节内其他异常物质。指尖进入该区域内行切除和离断,接触残留肩峰、锁骨远端,确认是否已彻底切除。

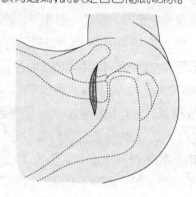

图40 肩关节切口

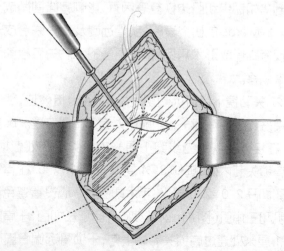

图41 切开关节囊

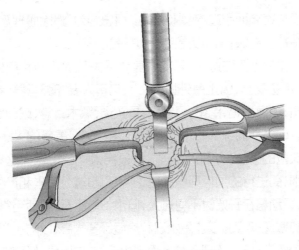

图42 微型摆锯直视下截骨

术后患肢禁止在无对侧上肢帮助下的主动上举活动为3~4周,以保护深软组织修复。术后6~8周禁止重体力劳动,以确保肩锁韧带获充分的初级愈合,这样锁骨远端切除术后的空腔渐渐被瘢痕组织充填。水疗法用于康复主动活动范围,伤口干燥后可即刻开始。大数病例需12周左右恢复全部力量、活动范围与完整的肢体功能。

经医生诊断治疗后病人应怎样进行康复

疾病发生后病人有时会表现出焦虑、紧张,为疾病的预后担忧。有相当一部分病人可有情绪不稳及精神创伤史,或有因长期患病,社会经济压力大而心情郁闷的情况。他们对痛觉比较敏感,即痛阈较低的人往往容易患病。应对病人进行卫生知识的宣传,提高病人对疾病的认识,从心理上配合治疗与护理。向病人介绍治疗成功的病例,消除因治疗怕疼痛而引起的紧张心理。可总结为：消除心理恐惧，保持精神愉快；加强功能锻炼，注意生活饮食。

生活上应注意：a. 要加强身体各关节的活动和户外锻炼，注意安全，防止意外损伤。b. 老年人要加强营养，补充钙质，如喝牛奶，鸡蛋，豆制品，骨头汤，黑木耳等，或口服钙剂。c. 各种训练的方法，采用项目的多少，重量的大小，重复次数的多少，应因人制宜。一般病人可自行掌握这样的原则，即进行的项目可以胜任，不致引起过分劳累和产生疼痛，运动量在开始时不可过大，但也不可不足，要适当掌握。d. 热敷和理疗时要注意水温和热度不要太高，以防止烫伤。e. 锻炼要认真，不要因怕疼而中止，要持之以恒，循序渐进，以患肩有一定疼痛感为宜，并逐渐加大，不可强行牵引以免造成新的损伤。f. 功能锻炼一定要根据不同病程选用相应手段。急性期宜选用徒手练习为主，稳定期可选用器械练习为主。g. 器械练习时，应事先做好准备，在身体有发热感后，才能开始练习，且一定要控制好运动强度，以免产生新的损伤。食物应新鲜，忌吃肥腻食品、生冷和海味，并注意控制食量。

功能锻炼对病人来说十分重要，多做肩关节的运动，特别是适当的运动，对预防关节的粘连、肩部软组织的挛缩大有好处。可以说锻炼在康复中起着重要的作用。

① 急性期或早期：最好对病肩采取一些固定和镇痛的措施，以解除疼痛，如用三角巾悬吊，并对患肩做热敷、理疗或封闭等治疗。如病人合并高热、急性传染病、恶性肿瘤，全身性疾病重要脏器代偿功能不全等其他疾病时，则暂时不考虑开展运动疗法。

② 慢性期：主要表现为肩关节功能障碍。这时以功能锻炼和按摩为主，配合理疗进行治疗。康复治疗的方法主

要是医疗体操:a. 弯腰提重物旋转。b. 对墙画圈。c. 手指爬墙疗法。d. 拉毛巾疗法。e. 摆动法。f. 体操棒疗法等。用体操棒,也可选用1米左右长的竹竿、短棒代替。锻炼方法有:持棒平举法、持棒上举法、持棒置头后法、持棒后伸法。

太极拳及中医导引术:古老中医及中国武术流传下来许多强健身心的功法,至今沿用,如太极拳、华佗创建的五禽戏、少林寺的易筋经以及彭祖老祖的导引之术。应用于肩锁关节炎的康复中,可以选取太极拳的云手动作(又名身前云手):左云手:身体转向左方,成左弓步,同时左手随之经上前(高不过眉)向左方按出:右手随转身也经下方(腹前)划弧向左肩;右云手:身体转向右方,成右弓步,同时右手随之经上前(高不过眉)向右方按出:右手随转身也经下方(腹前)划弧向右肩。

坚持锻炼数月以上,多数可治愈。

肩关节骨性关节炎

患了肩关节骨性关节炎主要有哪些症状

　　肩关节骨性关节炎是由于劳损等导致关节软骨破坏而产生软骨骨化,边缘骨赘形成的疾病(图43)。分为原发性骨性关节炎和继发性骨性关节炎,主要表现如下:

　　① 肩部疼痛:病人常主诉肩关节持续钝痛,其发作常是隐袭的。常在活动一天后加重。晨起时并不减轻,稍活动后症状减轻,但过度活动后症状加重。疾病早期,经休息后症状减轻,随病情发展,经长时间休息后症状才能减轻。病情严重时夜间较重,而且不能缓解。

　　② 肩关节活动受限:肩关节向各方向活动均可受限,以外展、上举、内外旋更为明显。随着病情进展,由于长期废用引起关节囊及肩周软组织的粘连,肌力逐渐下降,加上喙肱韧带固定于缩短的内旋位等因素,使肩关节各方向的主动和被动活动均受限,特别是梳头、穿衣、洗脸、叉腰等动作均难以完成。严重时肘关节功能也可受影响,屈肘时手不能摸到同侧肩部,尤其在手臂后伸时不能完成屈肘动作。病人可感关节僵硬,但不超过30分钟。

　　③ 放射痛:病人常主诉肩部前上方痛,肩部广泛不适,可放射至上臂,活动时加重,尤其当上肢上举超过头时更明显。上肢向后活动困难,不能达到对侧腋下。

　　④ 压痛:肩锁关节有压痛,肩内收时疼痛。此外,当上肢外展和内旋时感到疼痛。胸锁关节骨性关节炎表现为胸

锁关节疼痛,压痛,关节肿大,上肢外展和上举时疼痛加重。

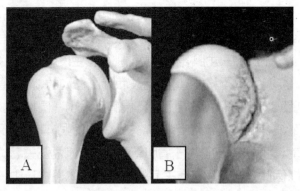

图43

A.正常肩关节;B.肩骨性关节炎。

患了肩关节骨性关节炎
需做哪些检查

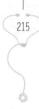

根据症状和病史,再配合详细的体格检查及某些影像检查的辅助手段,不难作出诊断。

1.体格检查

检查时需要患侧与健侧进行对比,体格检查时,双肩要充分暴露。视诊需对双肩外形、骨突起、有无肌肉萎缩和畸形等详细检查,局部可有压痛。此外,需对颈椎进行全面检查,包括 Spurling 试验(下压头部,以对颈神经产生压迫,诱发症状),以排除颈椎病。

① 关节活动范围检查:检查并记录肩关节主动活动和被动活动范围,包括上举、外旋、内旋等。

② 压痛点:多数病人在肩关节周围可触到明显的压痛点,压痛点多在冈上肌腱、肱二头肌长、短头肌腱及三角肌

前、后缘，肩峰下滑囊、喙突、冈上肌附着点。

③ 肌肉挛缩或萎缩：早期三角肌、冈上肌、冈下肌、小圆肌、斜方肌等肩周围肌肉可出现痉挛。病程长者，可有冈上肌、冈下肌和三角肌萎缩。晚期则可发生废用性肌萎缩。

④ 肩胛骨同移征：检查肩关节外展活动时，肩胛骨仿佛和肱骨焊在一起，随着上臂外展肩胛骨也一同抬高。肩关节炎晚期时，关节囊紧张，肩关节活动受限，其活动仅依靠肩胛骨胸部活动。由于肩胛骨活动不影响盂肱关节旋转功能，因此外旋受限是肩关节骨性关节炎体格检查中一项有意义的体征。

2．影像学检查

肩关节骨性关节炎通过临床症状及体征不难判断，X线片检查可能会有长期活动障碍所致的骨量减少。除此之外，影像学检查与实验室可能没有很多异常表现，但这些检查有利于与其他疾病进行鉴别诊断，并进一步判断肩痛与活动障碍的病因。

① 肱关节中立、内旋、外旋前后位，冈上肌出口位X线片检查：X线片典型表现为关节间隙变窄。关节面不规则，软骨下骨硬化和囊肿形成，肱骨头和关节盂面变扁，肱骨解剖颈环形骨赘形成。腋状位X线片有助于了解关节盂磨损程度及有无肩关节后半脱位，对检测盂肱关节间隙有无变窄较敏感。早期肩关节骨性关节炎在临床上常被忽略，这是由于X线片不能显示软骨病理改变。应用外展负重位可显示常规X线片不能显示的软骨丧失和关节间隙变窄。

胸锁关节炎病人X线片表现为胸锁关节间隙变窄，软骨下骨硬化，骨赘形成。

② 肩关节造影：可以发现肩关节容积减小、腋囊减小或消失，但由于是侵入性的诊断方法，病人多不易接受。

③ MRI 检查：一般不需要进行 CT 或者 MRI 检查。CT 可对关节盂骨质和关节盂磨损程度进行精确评估,确定有无盂肱关节后半脱位。对拟行关节盂面重建手术的病人非常重要,可检测有无肩袖损伤,了解肩袖损伤的程度。

肩关节骨性关节炎病人应掌握哪些基础医学知识

① 肩关节的解剖知识:正常的盂肱关节囊表面积大约是肱骨头表面积的 2 倍,关节囊大而松弛,肩关节活动范围很大故易受损伤。关节囊的前部被盂肱韧带加强,盂肱韧带有上、中、下三束。包绕肩关节囊的肌肉和肌腱可分两层,外层为三角肌,内层是包绕肩关节囊外的是冈上肌、冈下肌、小圆肌、肩胛下肌腱形成的肩袖。冈上肌腱和肩胛下肌腱之间,被喙突和肱二头肌长头腱穿越,形成肩袖间隙,其中有喙肱韧带加强。喙肱韧带在内侧起自喙突根部,附着于肩关节囊前方,向外止于肱骨大小结节,与深层的上盂肱韧带形成复合体。肩袖是肩关节活动时受力最大结构之一,易于损伤。肱二头肌长腱起于关节盂上方,经肱骨结节间沟的骨纤维隧,此段是炎症好发之处。肱二头肌短头起于喙突,经盂肱关节内前方到上臂,受炎症影响后肌肉痉挛,影响肩外展、后伸。

正常的肩关节是一个球窝关节,除了活动度的终末段以外,肱骨头的中心都和肩胛盂窝相对应,而在某些肩关节外伤及术后的病人,关节囊的紧张度出现不平衡,使肱骨头产生移位,在活动过程中肱骨头活动的中心点不能与肩胛盂对应而产生撞击,而产生肩关节活动度的丧失。

② 患肩关节骨性关节炎有哪些病因:

A. 关节创伤和关节骨折：关节软骨可由于一次严重的创伤或多次重复损伤而造成骨性关节炎、习惯性关节松弛或半脱位。

B. 关节面不对称：关节畸形可致关节的退行性变，应力传达异常，使关节受损。

C. 关节不稳定：如关节韧带损伤、关节囊松弛、关节半脱位。

D. 血液循环不足：因失去血液供应而变扁，关节面不对称，继之关节发生退行性变，骨性关节炎可能即是血循环供应不足的后果。

E. 炎症：炎症本身并不是骨性关节炎的原因，而炎症的后果造成了骨性关节炎的起因，如类风湿性关节病，关节软骨遭到损害的结果导致了骨关节退行性变。

F. 医源性：如长期不恰当地使用皮质类激素导致关节软骨病变等。

关节先天性发育异常或特发性。

③ 类风湿关节炎应与哪些疾病相鉴别

最容易与肩关节骨性关节炎造成混淆的是类风湿关节炎，那么它们的区别是什么呢？

A. 类风湿关节炎以中年女性多发，而骨性关节炎以50岁以后多发。

B. 类风湿关节炎的基本病变为滑膜炎，而骨性关节炎主要为关节软骨变性和增生。

C. 类风湿关节炎累及近端指间关节，而骨性关节炎主要累及远端指间关节。

D. 类风湿关节炎呈持续性、对称性和进行性关节炎，不经治疗很少自行缓解，而骨性关节炎症状短暂，休息后可减轻或自行缓解。

E. 类风湿关节炎有类风湿结节,骨关节则缺乏。

F. 类风湿关节炎病人晨僵1小时以上,骨性关节炎病人不足半小时。

G. 类风湿关节炎病人类风湿因子阳性率达75%,而骨性关节炎病人类风湿因子阴性。

H. 类风湿关节炎病人X线检查以关节软骨破坏为主,而骨性关节炎病人以增生为主。

医生对肩关节骨性关节炎病人会进行哪些治疗

绝大多数病人最初都是采用保守治疗,如口服药物、物理治疗、注射药物或其他方法治疗;如果保守治疗起不到效果,医生就会建议手术治疗。

1. 保守治疗

对不愿手术病人,可行盂肱关节内注射类固醇激素,但不能多次反复注射,因为过度应用可加速关节软骨退变。其他,如关节内注射透明质酸钠(施沛特),口服氨基葡萄糖等均有一定疗效。

① 口服药物治疗:常用的非甾体类消炎药物,包括阿司匹林(乙酰水杨酸)、吲哚美辛(消炎痛)、双氯芬酸(扶他林)、美洛昔康(莫比可)、昔布类等。近年来,高选择性的环氧化酶-2抑制剂,如塞来考昔(塞来昔布,西乐葆)、罗非考昔(罗非昔布,万络)等疗效,中医中药也有一定效果。

② 物理治疗:湿热理疗及物理治疗有助于减轻症状。患肩主动活动,配合温和的被动活动,推荐每次5~10分钟规律的锻炼,每天锻炼数次,比一次长时间锻炼效果更好。在被动肩关节活动锻炼的时候,要使肩关节的各方向活动

度略微超过引发疼痛的活动范围。为了达到更好的效果，建议同时服用止痛药物，并在锻炼前先热敷肩关节，而在锻炼结束时给予冷敷。功能锻炼时要温和地进行，严禁使用暴力，作为病人也要有忍受锻炼时带来的轻度疼痛不适的心理准备。其他如短波、微波、超声、按摩、红外线灯照射、磁疗、经皮神经电刺激、高压氧治疗等均可作为辅助措施，但不能代替病人本人的功能锻炼。

③ 注射治疗：分为肩关节内注射和关节外注射。关节内注射一般用于急性期，通过关节内注射止痛药物（如布比卡因、利多卡因等局麻药）及皮质类固醇激素[如可的松、曲安奈德、二丙酸倍他米松（得宝松）等]以控制肩关节内炎症发展，减轻疼痛，保持关节活动，进而防止肩关节粘连的形成。

封闭治疗主要是针对疼痛扳机点进行注射治疗。痛点多分布在结节间沟、肩峰下、肩胛冈外侧等部位，采用局部麻醉药物（如利多卡因）等加皮质类固醇激素[如可的松、曲安奈德、二丙酸倍他米松（得宝松）等]进行痛点注射治疗，每周 1 次，一般 2~3 次即可。

④ 其他非手术治疗：降钙素（立钙息）肌内注射或鼻腔喷雾给药治疗各种类型的肩关节骨性关节炎均有效，治疗原理尚有待深入研究。

2．手术治疗

盂肱关节骨性关节炎病人经保守治疗后疼痛无缓解，关节功能丧失者，可行手术治疗。手术方法包括肩关节清理手术、关节切除成形术、肩关节融合术、人工肩关节置换手术等。

① 关节清理和软组织平衡术：通过关节清理，切除骨赘，关节软组织松解使肩关节的生物力学恢复正常，使关节

受力分布更均匀。

② 关节镜下清理术:早期盂肱关节骨性关节炎病人无需进行人工关节置换术,可行肩关节镜下关节冲洗和清理术。术中可进行灌洗、游离体取出、退行性盂唇撕裂和软骨损伤的清理以及部分肩袖撕裂的处理;也可同时治疗产生症状的原因,如肩峰下撞击等。

③ 关节切除成形术:此手术仅用于反复感染或置换失败、大量骨丢失,而再置换有禁忌证者。尽管部分病人疼痛可缓解,但因肩关节支点丧失,关节活动和关节功能均较差。

④ 盂肱关节融合术:肩关节融合术用于三角肌和肩袖麻痹者(如有上肢臂丛损伤史),慢性活动性低度感染,肩关节置换失败后的补救手术,重建手术失败,严重的无法修复的肩袖损伤和肩胛带肿瘤根治后严重骨缺损病人。它极少用于治疗原发性骨性关节炎。

⑤ 人工肩关节置换术:肩关节置换术包括人工肱骨头置换术和人工全肩关节置换术。

A. 肩袖功能不全的肩关节置换术:创伤后畸形愈合和不愈合的情况下,肩袖受到大、小结节位置的影响,肩袖常伴有巨大的撕裂并形成肩袖关节病。肩袖功能不全产生"摇摆木马"效应,随后造成肩胛盂的松弛。通过行半肩关节成形术或全肩关节成形术,能够使疼痛缓解并恢复肩关节的功能。

B. 肱骨头半关节置换术:当病变仅累及肱骨头时,单纯肱骨头置换术可取得良好的效果。如关节盂是同心时,效果较好。由于关节盂后方磨损,导致关节盂不同心时,单纯肱骨头置换术后其外展和外旋受限。如病人小于 50 岁,应进行肱骨头置换术,因为他们肩关节活动较多,关节盂假体寿命较短。行肱骨头半关节置换术的另一指征是盂肱关节炎合并肩袖损伤。

在进行肩关节置换术前,应有标准的 X 线片,必须包括肩关节在中立位、内旋、外旋状态下的 40 度后斜投影。这些影像能提供盂肱关节退行性病变程度、肱骨头有无上移、结节位置、盂肱磨损情况、关节半脱位和骨赘形成等方面的信息。术前的 CT 检查,可判断肩关节的非对称性磨损。对曾经接受过肩关节手术的病人,可通过穿刺抽吸和核素检查排除感染。术前还必须对肩锁关节进行临床和 X 线影像检查,以排除肩锁关节炎。

C. 全肩关节置换术:全肩关节置换术,即肱骨头及关节盂均进行置换,目前此手术已非常成熟。手术适应证为:关节盂病变严重,关节盂骨量足够,肩袖完整而且功能良好。肩关节置换术可很好的缓解疼痛,增加活动度,恢复关节功能,从而提高病人生活质量。

术前病史采集及体检应注意什么:

① 患肩活动范围(确定患肩属于挛缩型还是不稳定型,以决定软组织平衡重建的方式及预后)、肩袖功能检查(决定行肩袖修补及全肩关节置换术还是因肩袖无法修补行肱骨头置换术)、三角肌功能检查(三角肌失神经支配是置换术的禁忌证)、腋神经、肌皮神经和臂丛功能检查(作为对照,以确定手术中神经是否受损)。

② 影像学检查的着重点:应在外旋位(30~40 度)X线片上行模板测量,选择肱骨假体型号;同时摄内旋、外旋及出口位 X 线片了解肱骨头各方向上的骨赘,有无撞击征和肩锁关节炎;摄腋位 X 线片了解肩盂的前后倾方向、有无骨量缺损及骨赘。必要时行 CT 或 MRI 检查。

手术时取 30 度半坐卧式"沙滩椅"位,患肩略外展以松弛三角肌。取三角肌胸大肌间入路,向外侧牵开三角肌,向内侧牵开联合肌腱(或自喙突根部截骨,向下翻转联合肌腱),切断部分喙肩韧带(肩袖完整时可全部切断),必要时切开胸大肌肌腱的上 1/2 以便显露。结扎穿行于肩胛下肌下 1/3 的旋肱后动脉,在肱二头肌肌腱内侧约 2 厘米处切断肩胛下肌肌腱和关节囊,外旋后伸展肩关节,清理肱骨头骨赘,上臂紧贴侧胸壁屈肘 90 度并外旋上臂 25~30 度(矫正肱骨头后倾角),自冈上肌止点近侧按模板方向由前向后沿肱骨解剖颈截骨(作出颈干角)。在截骨面的中心偏外侧,沿肱骨干轴线方向开槽,内收患肢,扩髓。插入试模,假体应完全覆盖截骨面,其侧翼恰位于肱二头肌肌腱沟后方约 12 毫米,边缘紧贴关节囊附着点并略悬垂出肱骨矩。取出试模,显露肩盂,切除盂唇(注意保护紧贴盂唇上方的肱二头肌长头腱)和肩盂软骨,松解关节囊,在肩盂的解剖中心钻孔,将肩盂锉的中置芯插入孔内磨削至皮质下骨,根据假体固定方式不同行开槽(龙骨固定)或钻孔(栓钉固定),安装调试假体,充填骨水泥,置入假体。

经医生诊断治疗后病人应怎样进行康复

加强术后护理调养和康复锻炼是防止肩关节骨性关节炎再发的有效方法。

1. 肩关节骨性关节炎的护理

① 心理护理:应对病人进行卫生知识的宣传,提高病人对疾病的认识,从心理上配合治疗与护理。向病人介绍治疗成功的病例,消除因治疗怕疼痛而引起的紧张心理。

② 生活护理:协助病人穿衣、梳头、系腰带等。关心、

体贴病人，协助病人解决生活中的困难。鼓励病人主动进行锻炼，尽快恢复生活自理能力。

③ 肌肉萎缩、关节粘连的护理：定期为病人按摩上肢及肩部肌肉，主动加强上肢各关节活动。鼓励病人做手指关节的各种活动，捏橡皮球或健身球，并做主动性的肩关节功能锻炼，以防止肌肉萎缩及关节粘连。

2. 骨性关节炎病人服药应注意些什么

骨性关节炎不一定由细菌引起，过敏、组织受伤以及化学刺激都可能诱发炎症，乱用抗菌药和消炎止痛药不仅不能消灭炎症，还会造成肾损害，引起消化道并发症。

治疗肩关节骨性关节炎的消炎止痛药有很多，每种药物的不良反应也不一样，到底应怎么服用，一定要在医生的指导下进行。

① 明确个体化的服药原则：病人应该明白，最好的药不等于最适合自己的药，最贵的药也不一定是最适合自己的。吃药时应从小剂量开始，先吃 3 天，效果不错的话，再接着开 7 天。病情平稳后，要逐渐减少药量，找到自己最小的维持剂量，以尽量减少并发症的发生，同时把不良反应降到最低。

② 要按疗程服药：消炎止痛药治疗肩关节骨性关节炎疗程一般在 10~14 天，必要时可延长到 6 周。氨基葡萄糖类药服用 4~12 周，可改善病人疼痛等症状及关节活动能力，停药 2 个月后疗效仍能持续。

③ 建议根据病人病情联合用药，以减少不良反应：比如，吃消炎止痛药时，可同时服用胃药，以预防胃肠道反应。

3. 肩关节骨性关节炎应怎样康复锻炼

① 体操练习：双手握住体操棒，在体前，手臂伸直，然后反复用力向上举，尽量向头后部延伸；在体后，双手握棒，

用力向上举。

　　② 手指爬墙练习：侧面或前面站立，抬起患侧的前臂，以示指和中指贴墙，然后沿墙向上慢慢作爬墙式运动。

　　③ 徒手运动：患侧手臂上举，反复摸后脑勺；病侧手于体后，上抬摸背部。如果患侧手臂活动不便，可用健侧手帮助患侧手上抬。

挂号费丛书·升级版
总 书 目

37. 专家诊治眩晕症	（神 经 科）	54. 专家诊治子宫疾病	（妇 科）
38. 专家诊治肾脏疾病	（肾 内 科）	55. 专家诊治妇科肿瘤	（妇 科）
39. 专家诊治肾衰竭尿毒症	（肾 内 科）	56. 专家诊治女性生殖道炎症	（妇 科）
40. 专家诊治贫血	（血 液 科）	57. 专家诊治月经失调	（妇 科）
41. 专家诊治类风湿关节炎	（风 湿 科）	58. 专家诊治男科疾病	（男 科）
42. 专家诊治乙型肝炎	（传 染 科）	59. 专家诊治中耳炎	（耳鼻喉科）
43. 专家诊治下肢血管病	（外 科）	60. 专家诊治耳鸣耳聋	（耳鼻喉科）
44. 专家诊治痔疮	（外 科）	61. 专家诊治白内障	（眼 科）
45. 专家诊治尿石症	（泌尿外科）	62. 专家诊治青光眼	（眼 科）
46. 专家诊治前列腺疾病	（泌尿外科）	63. 专家诊治口腔疾病	（口 腔 科）
47. 专家诊治乳腺疾病	（乳腺外科）	64. 专家诊治皮肤病	（皮 肤 科）
48. 专家诊治骨质疏松症	（骨 科）	65. 专家诊治皮肤癣与牛皮癣	（皮 肤 科）
49. 专家诊治颈肩腰腿痛	（骨 科）	66. 专家诊治"青春痘"	（皮 肤 科）
50. 专家诊治颈椎病	（骨 科）	67. 专家诊治性病	（皮 肤 科）
51. 专家诊治腰椎间盘突出症	（骨 科）	68. 专家诊治抑郁症	（心 理 科）
52. 专家诊治肩周炎	（骨 科）	69. 专家解读化验报告	（检 验 科）
53. 专家诊治子宫肌瘤	（妇 科）	70. 专家指导合理用药	（药 剂 科）